美容外科常见并发症
分析与治疗

主 审　陶　凯

主 编　曹　政

副主编　殷莉波　张　伟　岳　嵩

北方联合出版传媒（集团）股份有限公司

辽宁科学技术出版社

沈阳

图书在版编目（CIP）数据

美容外科常见并发症分析与治疗 / 曹政主编 . — 沈阳：辽宁科学技术出版社，2022.7
ISBN 978-7-5591-2509-5

Ⅰ . ①美… Ⅱ . ①曹… Ⅲ . ①美容－整形外科学－并发症－诊疗 Ⅳ . ① R622

中国版本图书馆 CIP 数据核字（2022）第 077670 号

出版发行：辽宁科学技术出版社
　　　　　（地址：沈阳市和平区十一纬路 25 号　邮编：110003）
印 刷 者：辽宁新华印务有限公司
经 销 者：各地新华书店
幅面尺寸：210mm×285mm
印　　张：15.25
字　　数：350 千字
出版时间：2022 年 7 月第 1 版
印刷时间：2022 年 7 月第 1 次印刷
责任编辑：凌　敏
封面设计：曹　政
版式设计：袁　舒
责任校对：栗　勇

书　　号：ISBN 978-7-5591-2509-5
定　　价：198.00 元

联系电话：024-23284363
邮购热线：024-23284502
E-mail：lingmin19@163.com
http://www.lnkj.com.cn

编者名单

主　审：

陶　凯　北部战区总医院整形外科

主　编：

曹　政　北部战区总医院整形外科

副主编：

殷莉波　浙江省中医院医疗美容科

张　伟　天津坤如玛丽妇产医院整形科

岳　嵩　中国医科大学附属第一医院眼科

编委：（按姓氏笔画排序）

王　杨　北部战区总医院整形外科

王　雷　沈阳市创美荟医疗美容整形医院

边志超　沈阳市创美荟医疗美容整形医院

刘双阳　北部战区总医院整形外科

刘春雨　北部战区总医院整形外科

孙　强　中国医科大学附属第一医院整形外科

张　娅　金乡县第一人民医院医学美容中心

张冰杰　北京客来美舍医疗美容诊所

金石峰　中国医科大学附属第一医院整形外科

修一平　北部战区总医院整形外科

凌霄志　北京金圣医疗美容诊所

唐　琪　北部战区总医院整形外科

梁久龙　北部战区总医院整形外科

主编简介

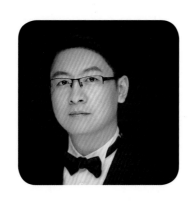

曹 政，曹政，男，中国医科大学整形外科硕士，师从整形外科专家郭澍教授，研修脂肪源性干细胞相关方向。现为北部战区总医院整形外科主治医师，从事整形美容外科临床工作9年，先后向王志军教授、张晨教授、李京教授研修学习面部相关解剖、鼻部手术相关技巧及内镜隆乳、除皱相关技术。擅长治疗鞍鼻、歪鼻、宽鼻、驼峰鼻、鼻整形继发畸形、单睑、眼袋、眼周整形继发畸形、乳房发育不良、巨乳、副乳、腹壁松弛、小阴唇肥大、阴道松弛、躯干脂肪堆积等，尤其在鼻部支架和通气功能调整、外阴形态和功能矫正等方面有丰富的临床经验。主编出版《整形时间 美容外科常用术式图解》，获鼻整形相关国家实用新型专利两项。现为中国中西医结合学会医学美容专业委员会乳房整形分会委员、中国中西医结合学会医学美容专业委员会内镜整形美容分会委员、中华医学会整形外科学分会会员、辽宁省整形美容协会会员。

邮箱：yaksaa01@163.com

微信：yaksaa

副主编简介

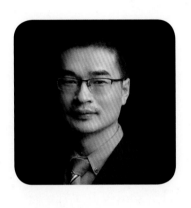

殷莉波，公派留德外科学博士，美容外科主诊医师，副主任医师。中华医学会整形外科学分会微创美容学组委员，掌握各类整形美容外科手术，擅长眼周整形、脂肪移植及脂肪雕塑、胸部整形、注射微创美容、激光美容。从事脂肪干细胞移植的临床和基础研究十余年，以第一作者发表各类中英文学术论文10余篇，获批国家实用新型专利6项。

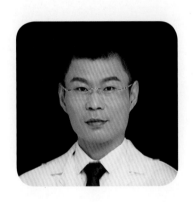

张　伟，副主任医师，美容主诊医师，天津坤如玛丽妇产医院整形科技术院长，天津市健康教育协会医师分会委员，毕业于天津医科大学，曾在《医学美学美容》及《临床普外科电子杂志》等杂志发表论文数篇。参与多部鼻部胸部整形图书的翻译工作。擅长鼻部、胸部及私密部整形手术、注射微整及手术失败修复等。手术以精细、美观著称。

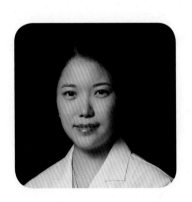

岳　嵩，眼科硕士，中国医科大学附属第一医院眼科主治医师。擅长眼周整形、注射微创美容。

从事眼科临床、教学及基础研究9年余，以第一作者发表中文核心期刊论文2篇，SCI论文4篇，国家实用新型专利2项，参编美容外科图书2部。

序

现代经济体系发展下的今天，人们除了物质生活的需要，也更加崇尚对美的享受，气质与容颜成了当今社会的主旋律。年轻、漂亮、时尚成就了目前经济体系下的中国美容外科，这是一个万人瞩目的学科，也是一个年轻的学科，许多有才华的医生参与了本学科的工作，美容外科的水平也空前提高。

中国美容外科事业虽然有了长足的发展，但是同时也出现了一些问题。不难注意到，一些没有经过美容外科专业训练的医生在利益驱动下也加入美容外科行业中，一些没有执业能力的美容院、门诊部也开展了形形色色的美容外科项目。这一切的直接后果就是一些常见失误的发生率不降反升，这些问题不但威胁到广大患者的利益，同时也损害了全社会美容外科医生的声誉。

一名优秀的美容外科医生，首先应该拥有强大的沟通能力和手术设计能力，用人文和科学的思维服务患者。其次，在掌握手术的常规操作基础上，还应知晓在常规操作之外的风险，理解其带来的效果及并发症，以更好地理解手术的原理。在大时代的驱动下，对并发症的治疗是对美容外科医生的一项挑战，如何规避并发症更加精准地手术、如何规范化操作处理术后问题，透过现象的表面分析解剖层面的原因，是我们美容外科医生急需掌握的技能。

有鉴于此，针对整形美容的常见并发症，北部战区总医院整形外科的曹政医生，与行业内多位知名专家，在总结多年临床工作经验的基础上，查阅了大量的国内外相关资料，将经验体会记录于文字，编写了这本《美容外科常见并发症分析与治疗》。本书针对当前社会的需求，将常见美容外科手术并发症的防治修复经验介绍给广大从事美容外科工作的医务工作者，以进一步提高手术质量并满足广大人民群众日益增长的对美的追求。

这本书从整形美容外科的基本原则出发，分析了手术常见并发症或失误的原因，提出针对这些并发症的预防措施。同时，结合国内外临床资料上对此类病例的分析与处理经验，总结出进一步的治疗方法。书中有着曹政医生独特的写作风格，没有冗赘的背景介绍，将读者所迫切需要的内容条理清晰地展现在眼前，朴素真实而充满智慧。目前国内美容并发症相关的书籍多年份久远且内容笼统，图文结合且如此详细的著作，更是寥寥无几。此书的出版，填补了手术并发症领域的空白，其理论知识和实操指导价值弥足珍贵，值得大家参考。鉴于目前临床资料的限制，书中难免会有疏漏，但本书背后执着追求的意识以及开放分享的行为，是社会最宝贵的精神财富。

我国的美容外科事业处在一个发展阶段，完成复杂的手术时常有很多选项，而常规操作只是大道中的一条小路，左右尽是黑暗。我们如履薄冰地前行，又在前行中不断点亮黑暗，了解并发症并试图掌控它。希望本书会对大家有所裨益，也希望更多热爱整形的优秀医生一起为整形行业的发展贡献自己的光和热。

北部战区总医院整形外科

陶凯

2022年4月

前言

　　整形美容外科的病种繁多、各种新颖术式层出不穷，亦因大量整形美容医生的涌入、对手术的认知参差不齐，由此带来的并发症更是纷繁复杂，整形美容医生常需接待来自不同医院、不同医生所致的种种并发症患者，因此分析并发症形成的原因以及具体应如何治疗便显得尤为重要，这是每个中高级整形美容医生必须掌握的难题。

　　本书分为眼部、鼻部、胸部、私密部和脂肪部5个篇章，每个篇章以图文相结合的方式分析了并发症产生的原因以及具体治疗方法，以便使读者更清晰流畅地掌握手术的操作细节和并发症的防治要点。

　　需要强调说明的是，并发症的产生往往不是单一而固定的模式，常会出现多种并发症合并或其他复杂情况，需各位读者结合各个相关章节，在理解分析其产生的原因后，融合相关方法予以矫正。

　　现今整形美容行业蓬勃发展，新技术、新方法日新月异，并发症的产生也是更加复杂多变，对其的治疗亦更加具有挑战性。书中如有谬误之处还请各位同道批评指正，以便再版时更新、更正。

北部战区总医院

曹政

2022年4月

目录
CONTENTS

第二篇　鼻部

FIRST PART

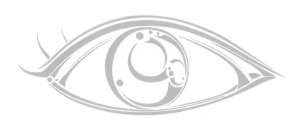

眼部
EYE

重睑线过宽

重睑线过宽是重睑成形术后较常见的并发症，表现为重睑较宽，部分患者可伴有医源性上睑下垂、睁眼无力，甚至眼睑闭合不全。在影响外形美观的同时，也对上睑功能产生影响，严重影响患者的正常生活和工作。

注：

（1）患者往往希望尽快实施修复手术，而未考虑手术的恢复期，值得注意的是，手术次数越多，瘢痕粘连的风险和程度就越大，而后期修复的难度也随之增加。

（2）重睑过宽的矫正在早期组织粘连未完全形成时（1个月内）即实施矫正术在理论上是可行的，但1个月内由于重睑术后会发生肿胀，形成不同程度的重睑增宽或不对称，此时进行手术可能会出现更多的外形问题。因此建议应在术后6个月之后，瘢痕组织完全软化后再行修复术。

原因分析

文献中关于重睑过宽一般是指重睑切口线高度超过10mm，严重者可达15mm以上，这是重睑过宽的一个原因，实际上，重睑处于静态与动态的变化之中，过宽往往指的是睁眼时重睑褶皱未遮挡的部分过宽，是由多种原因造成的，不只是因为设计的切口线过高（图1-1-1）。

注：虽然理论上重睑褶皱的遮挡足够多时可以将设计高度增加，但实际上并不能将重睑线高度设计在大于8mm甚至更高的位置，因为当重睑线过高时会超过睑板范围，首先，在内固定时缝合线结缺少了睑板的阻隔，线结会与眼球摩擦，产生异物感。其次，上睑提肌的后负荷会增加，如同"小马拉大车"，将导致上睑下垂外观，重睑线的位置无法按理想化状态折入重睑的理想褶皱高度，而结果就是重睑褶皱未遮挡的部分过宽。

原因一：重睑线标记的宽度过高，当重睑线宽度大于8mm时，去皮等量的情况下，在重睑线基础高度增加之外，遮挡重睑线的皱襞亦会变短（图1-1-2），同时也会因上睑提肌的后负荷加重，导致"原因三"中的肌力相对下降，最终重睑暴露会增宽。

注：正常设计宽度6~8mm，有时可因上睑的皮肤具有较大的弹性，在标记时未将上睑皮肤抚平，会导致缝合后实际的高度大于设计的高度（当然，也不可过度拉伸上睑皮肤，抚平即可）。

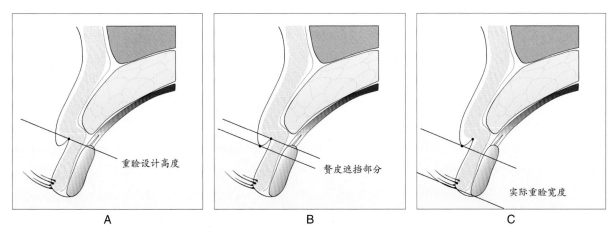

图 1-1-1　重睑成形术后睁眼状态。（A）重睑设计高度；（B）重睑线上唇的赘皮会遮挡部分重睑线；（C）实际重睑宽度

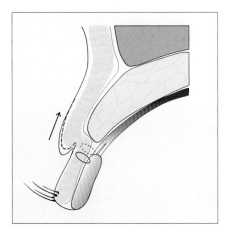

图 1-1-2　重睑线设计过高

原因二：重睑切口下唇悬吊于睑板（提肌腱膜）的位置较高，或直接与上睑提肌缝合，与悬吊于理想位置的情况相比，重睑线基础高度会增加，遮挡重睑线的皱襞亦会相对上移，重睑暴露增加（图1-1-3）。

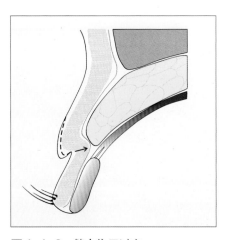

图 1-1-3　缝合位置过高

原因三：上睑提肌力量减弱，有两种情况可以造成提肌力量减弱：一种是手术对提肌腱膜造成损伤；另一种是重睑线设计过高，提肌力量不足以带动厚重的组织（图1-1-4）。

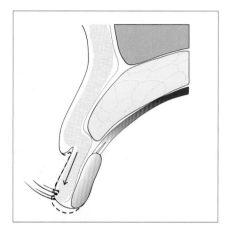

图 1-1-4　上睑提肌力量减弱

原因四：切口上唇皮肤切除过多，导致遮挡重睑线的皱襞过短，暴露的重睑线过宽（图1-1-5）。

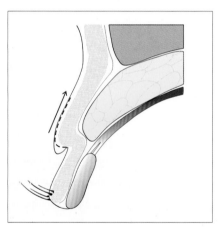

图 1-1-5　上唇皮肤切除过多

矫正方法

矫正重睑线暴露过宽的主要方法是松解瘢痕粘连，隔离异常粘连的组织，恢复正常解剖结构，形成新的重睑线。

（1）标记新的重睑线高度，如皮肤量充足的患者，则切除新、旧重睑线之间的皮肤（图1-1-6）；如皮肤量不足的年轻患者，则按新的重睑线切口切开（保留之前的重睑线不动，如瘢痕明显，可去除瘢痕直接缝合皮肤）；如为皮肤量不足且延展性较差的老年患者，则按新的重睑线切口切开，同时为防止术后眼睑闭合不全，可同期行眉下降术。

眉下降术——选择眉下缘切口3~4cm，适当分离后将眉上方的深筋膜固定于眉弓骨膜上，并缝合皮肤切口。

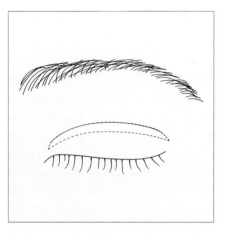

图1-1-6　设计新的重睑线切口，切除新、旧重睑线之间的皮肤

（2）自切口向上唇分离至原重睑粘连处，彻底松解、分离皮下瘢痕粘连，切除瘢痕组织，去除上一次手术固定的缝合线，使向下牵拉患者重睑上唇时，患者睁眼无任何牵张力及沉重感（图1-1-7）。

注：在修复术中处理深层粘连时，若瘢痕组织清除不彻底，术后皮肤与瘢痕直接接触，可在新的重睑上方形成一层或多层褶皱，导致多层重睑的形成。

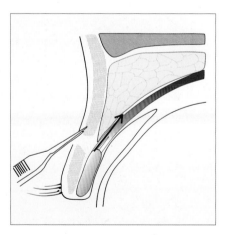

图1-1-7　松解瘢痕后，在牵拉固定重睑上唇时，睁眼无牵张力及沉重感

（3）将眶隔打开，分离、解除组织粘连，分离寻找眶隔内剩余脂肪。

（4）分离暴露上睑提肌腱膜，于睑板上缘剪断上睑提肌腱膜瘢痕化部分，剥离形成上睑提肌腱膜瓣（宽1.5~2.0cm），将上睑提肌腱膜前徙固定在睑板上缘。若同时存在继发性上睑下垂，可根据其程度增加缩短量（通常缩短上睑提肌腱膜2~4mm，可提升睑缘高度1~2mm），观察睑缘上移至与对侧上睑高度一致（图1-1-8）。多余的上睑提肌腱膜则可根据上睑凹陷情况，适当翻折保留。

注：

（1）对重睑上唇组织切除过多导致的重睑暴露过宽（皮肤量不足），上睑提肌折叠/缩短亦可增加重睑深度，改善暴露过宽的情况。

（2）对上睑提肌腱膜损伤导致的重睑暴露过宽，上睑提肌缩短可改善其生理功能。对曾接受二次或多次重睑矫正术的患者，随着手术次数的增加，瘢痕粘连及上睑提肌部分损伤的发生率会大大增加，前者影响了上睑提肌的正常收缩，后者减少了上睑提肌的肌力，二者均可影响上睑提肌的生理功能。

（3）虽然术前可存在上睑下垂的症状，但究其原因是腱膜性上睑下垂、瘢痕粘连或是上睑提肌的后负荷增加，其上睑提肌还具有正常的肌力，基于此，部分患者上睑提肌腱膜只需缩短2mm即可进一步提高睑缘高度，术中要仔细判断，避免矫正过度。

（4）利多卡因中常因添加肾上腺素，导致Muller肌收缩，产生了提上睑的作用，可在术中造成上睑提肌功能和睁眼状态正常的假象。

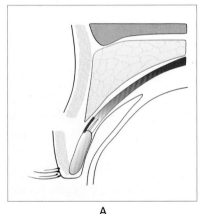
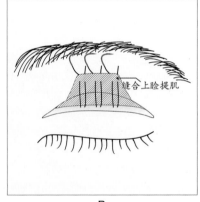
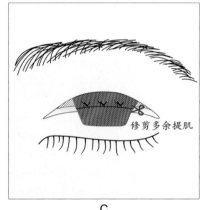

| A | B | C |

图1-1-8　（A）切除上睑提肌腱膜表面的瘢痕组织；（B）将缩短的上睑提肌缝合至睑板上；（C）修剪多余的上睑提肌

（5）将游离的眶隔脂肪平铺固定在睑板上缘切口下方（图1-1-9）。若眶隔脂肪不足或缺失，可采用眶隔膜反折或分离眼轮匝肌深面Roof脂肪形成带蒂的脂肪瓣。

注：亦可采用游离脂肪移植等方法以避免再次形成粘连。

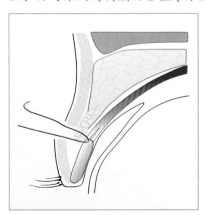

图1-1-9　将游离的眶隔脂肪平铺固定在睑板上缘切口下方

（6）在新的重睑线位置将切口下唇眼轮匝肌与睑板（提肌腱膜）在适当位置固定缝合，形成新的重睑线（图1-1-10）。

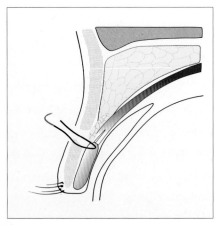

图1-1-10 将切口下唇眼轮匝肌与睑板（提肌腱膜）固定缝合

（7）缝合切口下唇皮肤—眼轮匝肌—睑板—眼轮匝肌—切口上唇皮肤。缝合时缝挂眼轮匝肌，以避免眼轮匝肌退缩。

重睑线过窄

重睑线过窄是重睑成形术后很常见的并发症，随着消肿与恢复，重睑暴露部分呈过窄，甚至隐双的表现。

原因分析

重睑过窄一般是指重睑宽度小于5mm，但考虑到重睑处于静态与动态的变化中，不应只注意到闭眼时重睑线的宽窄，更应考虑睁眼时重睑褶皱未遮挡的部分是否过窄，以及过窄的原因。

注：可以理解为，即使重睑设计高度正常或高于正常，亦有可能因为上睑赘皮较多，导致重睑暴露部分过窄（不考虑提肌肌力受影响的情况下）。

原因一： 重睑线标记的宽度过低，重睑设计过窄，当重睑线宽度小于5mm时，在去皮等量的情况下，遮挡重睑线的皱襞会变长，重睑暴露会不明显（图1-2-1）。

注：有时因上睑的皮肤具有较大的弹性，在标记时将上睑皮肤过度拉伸，会导致缝合后实际的高度低于设计的高度。

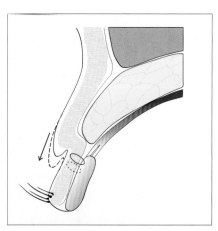

图1-2-1　重睑线设计过低

原因二： 重睑切口下唇悬吊于睑板（提肌腱膜）的位置较低，与悬吊于理想位置的情况相比，遮挡重睑线的皱襞会相对下移，重睑暴露减少（图1-2-2）。

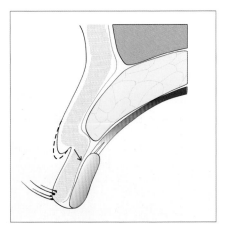

图1-2-2 缝合位置过低

原因三：上睑提肌力量增强，手术按上睑下垂的方式对提肌腱膜进行折叠或缩短，导致提肌力量过高，重睑下唇被过度牵拉，导致重睑暴露不明显（图1-2-3）。

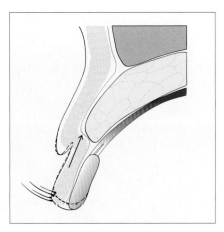

图1-2-3 上睑提肌力量增强

原因四：切口上唇组织切除过少，重睑上唇松弛，导致遮挡重睑线的皱襞过多，暴露的重睑线过窄（图1-2-4）。

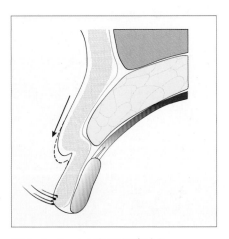

图1-2-4 上唇组织切除过少

矫正方法

　　矫正重睑线暴露过窄的主要方法是重新设计重睑线，去除多余赘皮，松解瘢痕粘连，形成新的重睑线。

　　（1）标记切口线，如重睑切口线位置正常，则在原位置设计切口，并标记重睑上唇组织切除范围。如重睑切口线位置偏低，首先以探条测试标记正常重睑的位置，再根据重睑下唇皮肤弹性设计切口：当下唇皮肤弹性较好时，可将正常位置重睑线与原切口重睑线之间设计为切口；当下唇皮肤弹性差时，需保留原切口瘢痕，在其上重新设计切口（图1-2-5）。

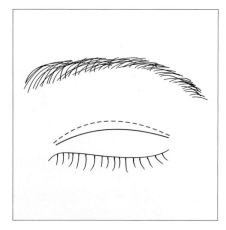

图 1-2-5　重新在高位设计新的重睑线切口

　　（2）向切口下唇松解原手术瘢痕，去除上一次手术固定缝合线，修剪切口下唇眼轮匝肌厚度至过渡平滑。

　　（3）在新的重睑线位置将切口下唇眼轮匝肌与睑板（提肌腱膜）在适当位置固定缝合，形成新的重睑线（图1-2-6）。

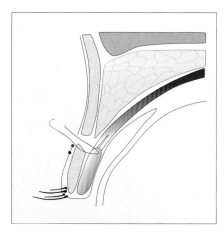

图 1-2-6　将重睑下唇眼轮匝肌固定于睑板（提肌腱膜）适当高度

　　（4）缝合切口下唇皮肤—眼轮匝肌—睑板—眼轮匝肌—切口上唇皮肤。

重睑线双侧不对称

重睑线宽度有时双侧均在正常范围内，但因双侧宽度存在不对称，影响美观，需通过手术进行调整。

原因分析

原因一： 设计画线时上睑皮肤绷紧程度不一致（图1-3-1）。

原因二： 重睑线宽窄设计不一致或线本身画得过宽（图1-3-2）。

注：沿着描记线切开时，两侧一定要保持一致，即要么是下缘，要么是上缘，不然容易出现差异，尤其是在描记线较宽或较粗时更容易出现。

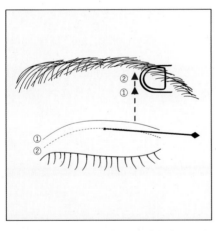

图1-3-1　设计画线时绷紧皮肤的程度不同，皮肤绷紧程度越大，标记位置相对越低

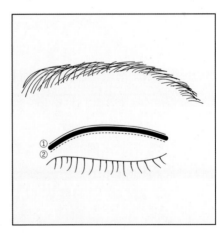

图1-3-2　设计画线过宽，导致切开时无法准确判断正确位置

原因三： 术中标记线印记消失，手术切开时偏离原重睑设计线。

原因四： 双侧局部麻醉药物注射量不等，组织肿胀轻重不一，虽在术中调整时观察重睑一致，但在消肿恢复自然后，双侧重睑不一致。

原因五：双侧切除上睑皮肤、眼轮匝肌、眶隔脂肪的量不等。

注：有些患者双侧皮肤松弛程度、眶隔脂肪下垂量不同，因此在切除时双侧量不应相等，多者多去，以期达到双侧重睑宽度的对称。

原因六：缝挂睑板（提肌腱膜）的高度不一致（图1-3-3）。

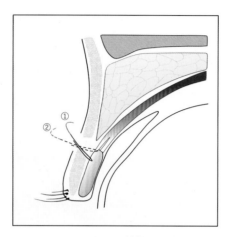

图1-3-3　重睑下唇缝挂至睑板（提肌腱膜）高度不同，缝挂位置越高，重睑线相对越宽

原因七：两眼先后缝合间隔时间过长，因肿胀原因，缝合调整时无法比对双侧宽度。

注：缝合时，为避免双侧重睑不对称，可两眼同时缝合，反复观察、比较对称性，发现不对称，及时调整缝线或切除多余组织，确保重睑两侧对称。

原因八：术中未行眼轮匝肌与睑板（提肌腱膜）的固定，术后因肿胀、出血的程度存在明显差异，使粘连范围、位置以及程度等有所区别，导致重睑两侧不对称。

矫正方法

以理想的一侧为标准，对另一侧重新进行手术，参照第一节及第二节的方法，通过重新设计重睑线位置、调整缝挂至睑板（提肌腱膜）的高度等方法调整重睑与对侧一致。

注：若重睑成形术采用埋线法，出现不一致时可立即拆除缝线，重新调整缝合线；若手术超过1周，已形成粘连，可将窄侧再次埋线改成与宽侧一致，或将宽侧通过切开的方法矫正成与窄侧一致。

第四节 重睑线变浅或消失

重睑术后重睑线变浅或消失在临床上经常出现，是重睑术常见并发症之一，可单侧或双侧发生。

原因分析

原因一： 适应证选择不当，如皮下脂肪较多或眼轮匝肌肥厚者采用埋线法重睑成形术，则难以形成牢固粘连。

注：埋线只适合眼睑较薄且无臃肿、眼睑皮肤无明显松弛的年轻人。

原因二： 皱襞处眼轮匝肌未与睑板（提肌腱膜）固定，造成粘连处松脱（图1-4-1）。

注：Park法重睑术的重点在于皮下眼轮匝肌与睑板（提肌腱膜）之间的固定，以建立永久的连接，但很多医生习惯只在缝合皮肤时与睑板（提肌腱膜）一起缝合固定，这种情况下，如拆线过早，粘连尚未牢固，则有重睑消失、变浅的可能。

原因三： 皱襞处眼轮匝肌与睑板（提肌腱膜）固定缝合线结扎过紧，术后由于上睑活动过大，使缝线切割组织，从而失去作用（图1-4-2）。

注：由于术中使用的线很细，结扎时力度亦要适中，缝线结扎过紧，会将软组织"割断"，而过松则建立的联系不紧密。

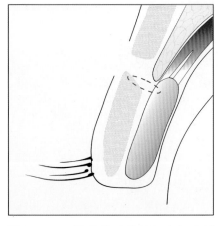

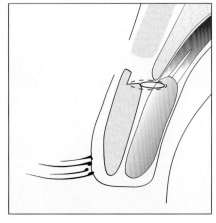

图 1-4-1　皱襞处眼轮匝肌未与睑板（提肌腱膜）固定

图 1-4-2　缝线切割使内固定失去作用

原因四：术后肿胀严重或肿胀长期不消退，使缝线开裂或切割并妨碍了皱襞处眼轮匝肌与睑板（提肌腱膜）间形成粘连。

原因五：切开法重睑成形术未能将下垂并遮盖睑板的眶隔脂肪清除干净，由于有脂肪阻挡，皱襞处眼轮匝肌与睑板（提肌腱膜）间不能形成稳固的粘连（图1-4-3）。

注：东方人单睑的主要原因之一是由于眶隔与上睑提肌腱膜的融合部偏下，眶隔阻挡了提上睑肌腱膜的附着。

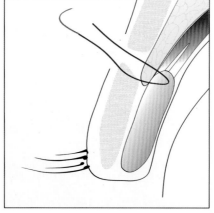

图1-4-3　内固定时未将遮盖睑板的眶隔脂肪清除

矫正方法

出现重睑消失或过浅的并发症后，要待重睑恢复期后方可行矫正术，一般要半年以上。

采用切开法，去除多余的眶隔及睑板前软组织，将重睑下唇眼轮匝肌与睑板（提肌腱膜）固定。

（1）设计重睑切口，一般采用原重睑切口。

（2）将原切口皮肤瘢痕切除，松解瘢痕，于上睑提肌腱膜表面向重睑下唇剥离。

（3）去除多余的睑板前脂肪及其他软组织，以助于形成粘连（图1-4-4）。

注：如重睑下唇眼轮匝肌较厚，可部分去除以形成重睑线上方较厚、下方较薄的阶梯状组织结构，
更便于重睑皱襞的形成。

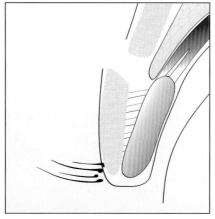

图1-4-4　去除睑板前脂肪及软组织后有助于形成粘连

（4）如眶隔脂肪过多，予以适量去除，避免缝合位置处存在眶隔脂肪（图1-4-5）。

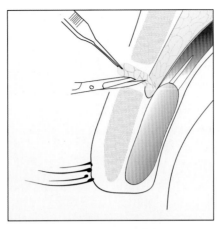

图1-4-5 去除过多的眶隔脂肪

（5）在新的重睑线位置将切口下唇眼轮匝肌与睑板（提肌腱膜）在适当位置固定缝合，形成重睑线。如患者对重睑形成的抗力较强，可将眼轮匝肌和睑板同时高位固定在上睑提肌腱膜上，以加深重睑褶皱（图1-4-6）。

注：患者皮肤厚、上睑皮肤下垂遮挡睫毛、存在内眦赘皮、上睑提肌力量弱时，患者对重睑的抗力较强。

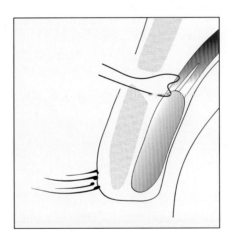

图1-4-6 如患者对重睑形成的抗力较强，可将眼轮匝肌和睑板同时高位固定在上睑提肌腱膜上

（6）缝合切口下唇皮肤—眼轮匝肌—睑板—眼轮匝肌—切口上唇皮肤。

重睑线过短

重睑皱襞应位于内眦角外2~3mm，外眦角外4~6mm，重睑皱襞过短会导致美感不足。

注：如果重睑线设计过短，重睑线可能会脱离设计的重睑曲线，从切口外端突然下斜（图1-5-1）。

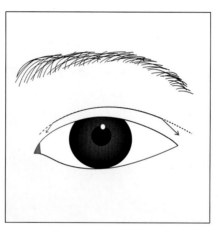

图 1-5-1　重睑线设计过短可导致重睑
外观偏离设计线

原因分析

原因一：采用部分切开法或初次手术设计切口长度不够。

原因二：缝合不到位或软组织去除不足。

注：上睑外眦角外侧部分已无睑板，须将皮肤缝合在深部组织或眶骨骨膜上才能形成重睑皱襞。如
　　未将外侧眶隔内多余的脂肪去除，或存在脱垂的泪腺未予复位，由于有它们的阻挡，皮肤与深
　　部组织或眶骨骨膜不能粘连，就不能形成重睑皱襞或形成重睑过浅。应将疝出的脂肪切除，若
　　泪腺脱垂应复位。

原因三：眼轮匝肌与睑板（提肌腱膜）间的缝线过紧，导致软组织切割、缝线松脱。

矫正方法

可应用埋线法或小切口局部切开法矫正过短的重睑，以达到重睑双侧的对称和弧线的自然。重睑线最长不超过外眦隐裂即眶缘。

补充：重睑过长较少发生，矫正重睑过长时，如原手术采用埋线法时，可迅速将埋线拆除；如原手术采用切开法时，则仍采用部分切开法重睑成形术，将过长重睑线部分皮下粘连分离，以外侧眶隔脂肪填充重睑线切口深处，以防止形成粘连。

（1）于重睑线消失处设计小切口（图1-5-2）。

（2）于上睑提肌腱膜表面向重睑下唇剥离，松解瘢痕。

（3）去除多余的睑板前脂肪及筋膜组织，如眶隔脂肪过多，予以适量去除，避免缝合位置处存在眶隔脂肪（图1-5-3）。

（4）将重睑下唇眼轮匝肌与深层组织固定。内眦部与睑板（提肌腱膜）缝合固定，外眦部与深部组织或眶骨骨膜固定。

（5）缝合切口下唇皮肤—眼轮匝肌—睑板—眼轮匝肌—切口上唇皮肤。

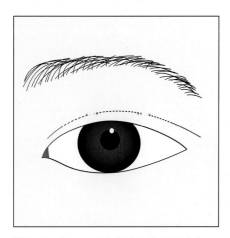 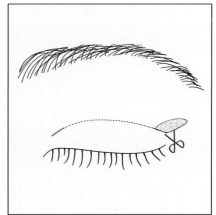

图1-5-2 于重睑线消失处设计小切口　　图1-5-3 适量去除眶隔脂肪

重睑线内外眦部分叉

上睑皮肤松弛的患者,在形成重睑线后,常可出现重睑线内外眦部分叉的现象,即除切口线外还形成一条略向下垂的末端分叉,影响美观(图1-6-1)。

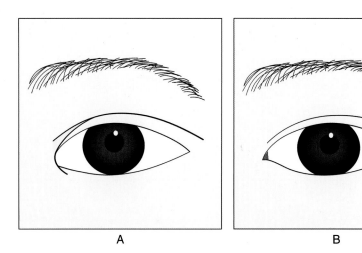

图1-6-1 (A)重睑线内眦部分叉。(B)重睑线外眦部分叉

原因分析

原因一: 因正向型内眦赘皮或衰老的原因,眼轮匝肌在内外眦呈现下垂、内收的形态。由于松弛的皮肤易受深部眼轮匝肌的影响,因此在其表面可产生一条下垂、内收的重睑线分叉。

注:

(1)眼睑皮肤是全身最薄的部位,其下有丰富的疏松结缔组织,柔软、纤细、富有弹性,这些特点使眼睑皮肤易于伸展移位,随着年龄的增长,眼睑皮肤逐渐下垂,眼轮匝肌的位置亦发生变化,在内外眦处呈现下垂、内收的形态,顺着眼轮匝肌纤维的方向,皮肤表面易形成除切口线外的一条下垂、内收的重睑线分叉。

(2)正向型内眦赘皮:在内眦处有1/3～2/3的上睑眼轮匝肌纤维"跨越"内眦韧带中部,随内眦部上睑眼轮匝肌走行而形成向下伸展的正向型内眦赘皮,可使内眦处形成内收的重睑线分叉。

原因二: 重睑外侧皮肤未抚平,松弛的皮肤切除后仍有冗余(图1-6-2)。

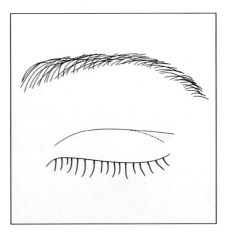

图 1-6-2 外眦部下唇皮肤未抚平，仍有冗余

原因三：外眦角原来的隐双重睑未彻底分离。

矫正方法

分离松解瘢痕及隐双，去除多余皮肤，并酌情去除内外眦部眼轮匝肌，彻底消除原有物质基础，重新形成重睑线，并使外眦部重睑线略微上翘。

（1）如为外眦部分叉，则标记重睑外侧三角形切口线。去除外眦部多余的松弛的眼睑皮肤，外眦部末端为外眦角外4~6mm。老年人最长可达10mm（图1-6-3）

注：初次手术时为预防外眦部分叉可设计镰刀形切口线，以去除外眦部多余的赘皮。

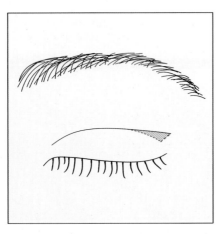

图 1-6-3 设计切口将外眦部多余的松弛的皮肤去除

（2）如为内眦部分叉，则标记内眦赘皮切口线，广泛松解皮肤与眼轮匝肌粘连，将内眦赘皮去除，使内眦赘皮的线条与重睑皱襞线条相延续（图1-6-4）。

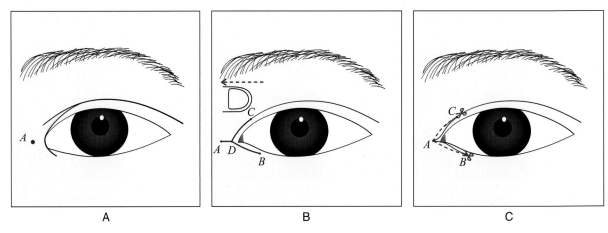

图1-6-4 （A）标记新内眦点。（B）牵拉内眦，标记原内眦点及手术画线。（C）去除多余赘皮

（3）分离松解并酌情掏剪内眦或外眦部重睑线下松弛下垂的眼轮匝肌，解除眼轮匝肌纤维走向对重睑形态的限制（图1-6-5）。

注：如存在隐双，则将隐双彻底分离，将下唇皮肤抚平。

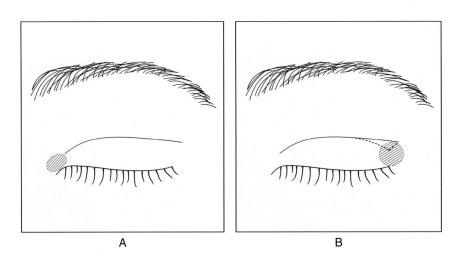

图1-6-5 分离松解并酌情掏剪内外眦部重睑线下松弛下垂的眼轮匝肌。（A）内眦部。（B）外眦部

（4）将切口下唇眼轮匝肌与睑板（提肌腱膜）或深层组织固定。

注：当分离至上睑外眦角外侧部分时已无睑板，须将皮肤缝合在深部组织或眶骨骨膜上才能形成重睑皱襞。

（5）缝合皮肤（图1-6-6）。

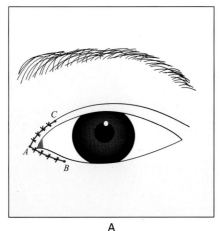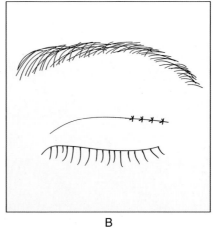

A　　　　　　　　　　　　　　B

图 1-6-6　缝合皮肤

第七节　眼线文刺后的重睑成形术

　　文眼线在过去一段时间成为很多单睑者实现视觉上增大眼裂效果的手段之一，但各种因素所致的眼线文刺过宽的并发症并不少见，会对眼睑的形态产生十分明显的影响，其矫治常使医者感到棘手（图1-7-1）。

注：有医者曾采用腐蚀脱色方法处理所文刺的眼线，然而常常导致明显的瘢痕畸形；而采用激光脱色的办法，亦有脱色不完全和瘢痕现象发生，所以，手术切除色素带不失为一种可靠的治疗手段。

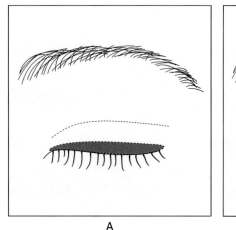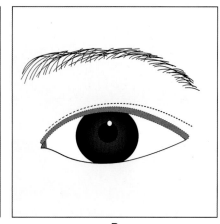

| A | B |

图1-7-1　眼线文刺如正常行重睑成形术，则文刺线条被抚平变宽，影响美观。（A）闭眼状态。（B）睁眼状态

原因分析

　　原因一：文刺时一味地追求在视觉上的眼裂增大，致使眼线过宽。

　　原因二：文刺技术、染料因素及染色时长等原因导致色素浸润，致使上睑皮肤留下较宽的色素沉着带。

矫正方法

　　单睑患者在睁眼时，上睑的皮肤会一定程度地掩盖较宽的色素带，但在施行重睑术后，色素带将显露得更加明显，使得术后的眼形酷似"熊猫眼"。为了避免发生这种现象，可于睑缘设计切口，将色素带大部分切除，利用上睑皮肤的延展性使切口对合，再以缝线固定形成重睑，缝线可经皮下固定，亦可经皮肤如埋线重睑的方式固定。

　　（1）根据色素带宽度及上睑赘皮量确定去除的皮肤量，于睫毛根部上方1mm处设计平行于睑缘的第1条切口线，然后根据色素带宽度及上睑赘皮需去除量设计第2条切口线（图1-7-2）。

注：切口下唇不必靠睫毛太近，以免损伤睫毛根部。于睫毛根部剩余一条窄窄的色素，尚可起到增大眼裂的美容效果。

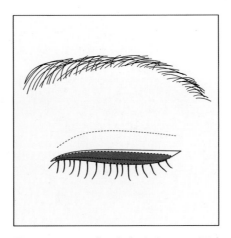

图 1-7-2　于睫毛根部上方 1mm 设计切口线

　　（2）按设计切开色素沉着部皮肤，将切口范围内的色素沉着皮肤及其下方的部分睑板前眼轮匝肌去除（图1-7-3）。

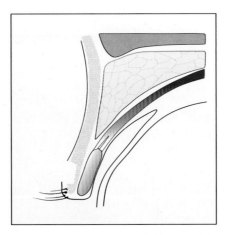

图 1-7-3　按设计切开皮肤及其下方部分眼轮匝肌

（3）掀起切口上唇，修薄其下肥厚的皮下组织及部分眼轮匝肌（图1-7-4）。对于眶隔组织疝出明显者，同时如眶隔脂肪较多可去除部分眶隔脂肪。

注：越靠近睑缘，皮肤越薄，若直接将皮肤拉下代替原本睑缘处的皮肤，会显得臃肿，因此需将切口上唇的眼轮匝肌适量打薄以尽量保持自然的厚度。

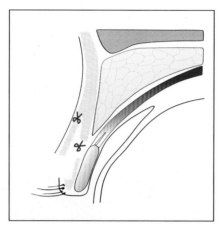

图1-7-4　修薄切口上唇肥厚的皮下组织及部分眼轮匝肌

（4）将切口上下唇皮肤对合，于重睑线形成处缝合上唇眼轮匝肌与睑板（提肌腱膜），并缝合关闭切口（图1-7-5）。

注：亦可单纯在去除皮肤及部分皮下眼轮匝肌后缝合睑缘上切口，再经皮肤按埋线重睑的方法形成重睑，操作相对简单。

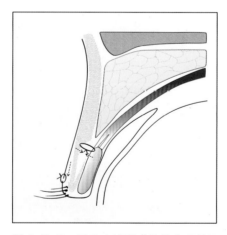

图1-7-5　于重睑线形成处缝合眼轮匝肌与睑板（提肌腱膜）

上睑多重睑

重睑手术消肿后，单侧或双侧皮肤切口上方或下方出现皮肤褶皱，形似多层眼睑皱襞，即为重睑术后多重睑（图1-8-1）。

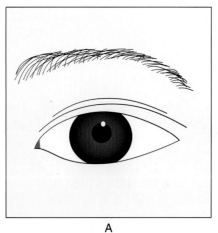

A   B

图1-8-1　三重睑的不同形态

原因分析

原因一：设计重睑切口时未按自然弧度设计，使重睑线不在同一弧度上；或重睑下唇眼轮匝肌缝挂睑板（提肌腱膜）的位置高低不一，弧度不一致；或切除眼轮匝肌时未按眼轮匝肌的形态做弧形切口，去除肌肉不连续。

原因二：切口上方眼轮匝肌、皮下组织去除过多，使上睑皮肤在重睑线上方与深部组织粘连。

原因三：术中去除眶隔脂肪时未做眶隔复位，眶隔创面直接与上睑皮肤发生粘连。

注：去除眶隔脂肪后用镊子将眶隔组织向后上方轻轻推送，将因牵拉而移位的眶隔复位，并用眼轮匝肌覆盖眶隔创面，防止粘连。

原因四：修复重睑过宽时未彻底阻隔粘连。

原因五：缝合时未将退缩的眼轮匝肌下拉到切口处缝合，眼轮匝肌可向上退缩（图1-8-2）。

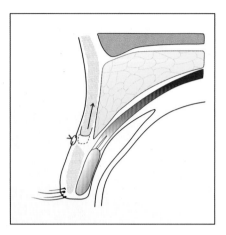

图1-8-2　眼轮匝肌向上退缩

原因六：隐双的患者未予彻底松解分离。

原因七：上睑提肌肌力不足或手术损伤。

原因八：患者上睑皮肤及眼轮匝肌较薄，同时伴有上睑凹陷或（和）眼球突出时，如单纯行重睑成形术，未补充上睑容量，则难以形成重睑线上下方足够的组织厚度差，存在多重睑的可能（图1-8-3）。

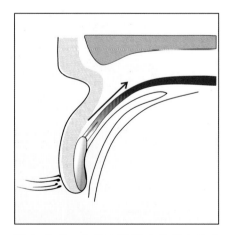

图1-8-3　上睑凹陷时应补足上睑容量，否则易出现多重睑外观

矫正方法

如术后即刻发现多重睑，应立即拆线，寻找发生原因，松解褶皱，重新对位缝合。如术后1周左右消肿后发现多重睑，多经牵拉褶皱处皮肤可使粘连松脱。如术后多重睑持续存在，则在术后半年以后进行手术治疗。

注：若仅睁眼时形成多重睑，则表明仅有深层的粘连。若睁眼、闭眼时均可见明显的多重睑，则表明深、浅两层均有粘连。深层指眼轮匝肌下，浅层指皮下，应根据具体情况将粘连分离。

（1）重新设计弧度流畅的重睑切口，同时将原重睑瘢痕切除。

（2）向重睑下唇分离松解，将重睑下唇皮肤抚平，同时分离、抚平隐双。如抚平后的皮肤对应睑板位置过高，则去除部分下唇皮肤及眼轮匝肌组织。

（3）向重睑上唇分离松解，如存在上睑提肌力量弱，则行提肌折叠或缩短（图1-8-4）。

（4）将眶隔脂肪游离，下拉固定至重睑切口线处，防止重睑上唇发生粘连（图1-8-5）。

注：如存在上睑凹陷，可于Roof层内或眶隔内行自体脂肪转移填充或以其他方式恢复上睑组织容量。

（5）将切口下唇眼轮匝肌与睑板（提肌腱膜）在适当位置固定缝合。

（6）缝合切口下唇皮肤—眼轮匝肌—睑板—眼轮匝肌—切口上唇皮肤（图1-8-6）。

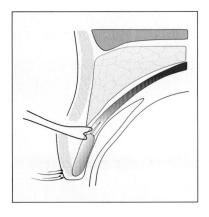 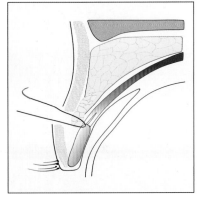 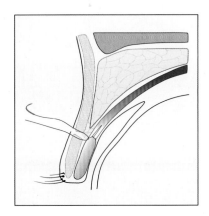

图1-8-4 如上睑提肌存在损伤，可行上睑提肌折叠或缩短以增强提肌力量

图1-8-5 将重睑上唇眶隔内脂肪游离下拉至切口线

图1-8-6 缝合切口下唇皮肤—眼轮匝肌—睑板—眼轮匝肌—切口上唇皮肤

上睑凹陷

重睑术可因审美理念不同、经验欠缺、过度追求"欧式眼"，或是对已存在的上睑凹陷判断不足，导致术后出现上睑凹陷，使重睑术后重睑成形不自然，眼部衰老无神，表现出特有的老态，患者可同时伴随上睑皮肤松弛或（和）腱膜性上睑下垂（图1-9-1）。

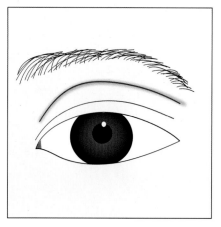

图1-9-1　上睑凹陷

原因分析

原因一：上睑凹陷多为重睑术中去除了大量的眶隔脂肪造成的，即使是上睑饱满的患者大量去除脂肪也会造成上睑凹陷。

注：对于上睑臃肿的患者，一般仅去除中外侧脂肪；另外，对于术中打开眶隔后脂肪疝出较多者，可以仅将自然疝出的眶隔脂肪去除。其他情况应以少量去除或不去除眶隔脂肪为宜。

原因二：患者术前即存在上睑凹陷，前次手术未予矫正。

矫正方法

　　上睑凹陷修复办法是补充缺失的眶隔脂肪，修复重睑线上下唇之间的厚度差。通过转移眶隔脂肪、翻转睑板前眼轮匝肌瓣、填充自体脂肪颗粒的方式来矫正上睑凹陷，根据上睑凹陷的程度及患者自身情况选择一种或多种术式。

> **补充**
>
> 　　术前需评估上睑凹陷程度、眶脂容量及有无上睑下垂。
>
> 　　（1）上睑凹陷程度：患者取坐位，双眼平视前方，上睑眶边缘水平至上睑最凹处的距离为上睑凹陷深度。依据上睑凹陷深度分为：轻度，凹陷深度小于0.5cm；中度，凹陷深度为0.5~1.0cm；重度，凹陷深度大于1.0cm（图1-9-2）。
>
>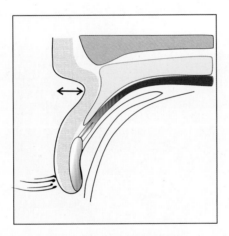
>
> 图 1-9-2　上睑凹陷的程度测量
>
> 　　（2）眶脂容量：用手指压迫眼球下极，如上睑凹陷不明显，说明上睑眶隔内脂肪容量尚可；如上睑凹陷明显，说明眶隔内脂肪容量明显缺失。
>
> 　　（3）重度凹陷者有时伴有上睑下垂，需在摒除额肌力量干预的情况下检查提肌肌力情况。

　　（1）于原瘢痕处设计重睑线位置，上睑皮肤仍松弛者，可于重睑线上方2~3mm处设计去皮线，但以"夹持法"时不致形成上睑外翻为度。

　　（2）眼轮匝肌瓣转移法：如前次手术为埋线法，保留较完整的下唇眼轮匝肌，可使用眼轮匝肌瓣翻转填充上睑凹陷。在切口下缘皮下与眼轮匝肌之间向下剥离至距睑缘2mm处，切开眼轮匝肌至睑板前筋膜组织，在眼轮匝肌深面与上睑提肌腱膜之间向上剥离达睑板上缘，形成一蒂在上部的眼轮匝肌瓣（图1-9-3）。

注：眼轮匝肌瓣易存活，不易坏死，不但可以填充上睑凹陷，而且可以减少睑板前的组织量，形成

切口线上下方的厚度差，形成自然的重睑外观。但同样的，其适应证较窄。

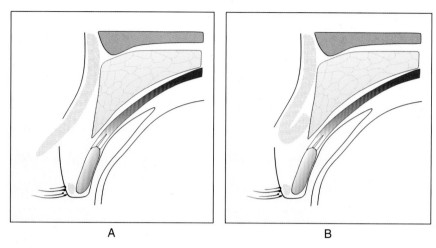

图1-9-3 （A）剥离眼轮匝肌瓣。（B）翻转眼轮匝肌瓣填充凹陷

（3）打开眶隔前壁，暴露上睑提肌腱膜，如伴有上睑下垂，采用上睑提肌腱膜前徙，同期矫正上睑下垂（图1-9-4）。

注：重度上睑凹陷常伴有上睑下垂和多重睑表现，尤其是伴有眼球突出者，但患者用力睁眼时可有正常表现，此假性上睑下垂状况需与病理性上睑下垂相鉴别。鉴别方法：当提起凹陷的上睑皮肤时，令患者睁眼，上睑下垂症状即自然消失，这种检查方法证明了上睑提肌功能是正常的，而病理性上睑下垂则无此矫正现象（假性上睑下垂当注射脂肪颗粒至Roof层后可使上睑组织增厚，可减少与上睑提肌的联动作用，即睁眼时上睑提肌向后滑动，上睑皮肤和肌肉保持在原有位置，假性上睑下垂和多重睑现象均可得到矫正）。

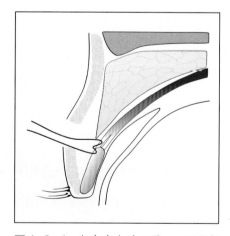

图1-9-4 如存在上睑下垂，可采用提
肌腱膜折叠或缩短的方法来增强肌力

（4）探查眶隔内脂肪，向尾侧释放，将其重置固定于重睑线对应的上睑提肌腱膜处（图1-9-5）。

注：如眶隔内存在可利用的脂肪，可离断眶隔脂肪外侧脂肪蒂，形成蒂在内侧的眶隔脂肪瓣，将外侧眶隔脂肪向中、内侧轻轻牵引，转移至上睑凹陷标记区域。但大部分重睑术后造成上睑凹陷的患者的多余的眶隔脂肪已在重睑术中被去除，所以很可能没有足够的眶隔脂肪来使用。

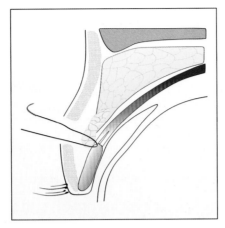

图 1-9-5 将眶隔内脂肪向尾侧释放以防止粘连

（5）如没有可利用的局部组织来填充凹陷，则于大腿内、外侧抽取脂肪。

注：选择大腿内、外侧作为供区，大腿处脂肪颗粒较腹部等其他部位纯度高，纤维组织等含量较少，术后易成活。脂肪抽吸后静置，将肿胀液等水分去除后离心1000r/min×3min，可得到纯度更高的脂肪颗粒，具有更强的活性，有利于提高成活率。

（6）可经眶隔前壁分离，暴露眼轮匝肌下Roof层，在直视下向标记凹陷区域Roof内注入脂肪颗粒。遵循小剂量退行性注射原则，将上睑凹陷矫正至略显饱满后停止推注，每侧填充1.0~2.5mL脂肪，注射的同时向眶上缘方向轻柔按压使脂肪颗粒均匀平整。

注：

（1）亦可经皮肤进针注射。自上睑凹陷区的眶外侧向中间及内侧进针，针头以约30°角进入皮肤，于眶上缘下方，紧贴眶上壁骨膜浅层，向深方刺入0.5~1.0cm，穿过眼轮匝肌，进入Roof层，嘱患者睁眼，针头不随睁眼动作上下摆动说明针头没有刺入深层眶隔膜和上睑提肌内（图1-9-6）。

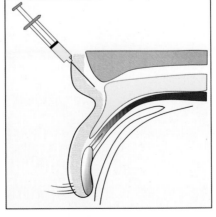

图 1-9-6 经皮向眼轮匝肌下 Roof 脂肪层注射填充脂肪

（2）正常情况下如上睑的皮下层、Roof层和眶隔内脂肪组织过于肥厚，就会造成上睑臃肿，俗称"肉眼泡"；而各层脂肪组织过于薄弱时，就会导致上睑凹陷。因此，理论上将颗粒脂肪注射在上睑的任何一层脂肪内都可矫正上睑凹陷。然而，如果将颗粒脂肪注射在皮下层，上睑皮肤很容易出现凹凸不平、皮下结节和新生皱纹，且很难修复。而重睑术中由于去除眶隔脂肪时会使眶隔内发生粘连，因此，在进行眶隔内颗粒脂肪注射时可能因瘢痕粘连致使脂肪颗粒在上睑内不能分布均匀，导致术后出现局部不平整。此外，在眶隔内成活的移植脂肪与眶隔脂肪不同，其没有可移动性，且会导致脂肪与眶隔和上睑提肌之间产生纤维粘连，进而造成机械性上睑下垂。而Roof层内脂肪颗粒注射移植有以下优势：① Roof位于眼轮匝肌筋膜深面，避免了脂肪颗粒注射过浅导致的不平整；② Roof位于与眶隔前壁延续的骨膜浅面，避免注射过深损伤上睑提肌腱膜和泪腺等潜在风险；③ 与眶隔内脂肪相比，Roof脂肪内含有较多的纤维成分，有利于脂肪颗粒均匀分布，有效预防注入的脂肪颗粒结成团块。

（7）将切口下唇眼轮匝肌与睑板（提肌腱膜）在适当位置固定缝合。

（8）缝合切口下唇皮肤—眼轮匝肌—睑板—眼轮匝肌—切口上唇皮肤。

上睑"三角眼"

眼部术后外眦三角眼，表现为术后皮肤仍松垂遮挡睑缘，压迫睫毛，眼睛呈现"三角形"外观，眼睛看起来无神，缺少美感（图1-10-1）。

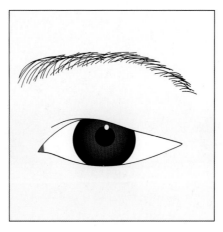

图1-10-1　上睑三角眼

原因分析

原因一：重睑线设计内宽外窄或外眦角本身存在下垂，设计平行形的重睑。

注：外眦角下垂的单睑者要设计开扇形重睑。

原因二：上睑皮肤松弛者外侧皮肤切除过少，或对皮肤松弛者采用埋线法重睑成形术，未切除松弛的皮肤。

原因三：麻醉药物注射过多，皮肤肿胀明显，术中自觉切除皮肤量合适，但消肿后皮肤出现松弛。

原因四：外眦缝线早期松脱或没有缝在睑板前筋膜上，以致外眦部重睑未形成。

矫正方法

如为皮肤松弛造成，可采用眉下切口悬眉来矫正。

注：如为重睑设计因素造成，可重新设计重睑切口，采用切开法切除多余的上睑皮肤。

（1）将手指放于眉峰下方，将皮肤向上轻推至呈现出理想的眼外形（睫毛略微上翘）可大致模拟出悬眉后的外观，记录此时上推皮肤的距离，此为需要切除的皮肤最大宽度。于眉下缘设计上方切口线，于眉峰处根据之前测量的最大宽度设计下方切口线，连接眉头与眉尾，以形成"柳叶形"的切口（图1-10-2）。

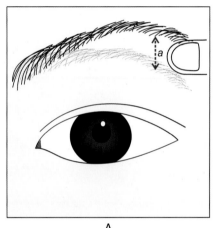 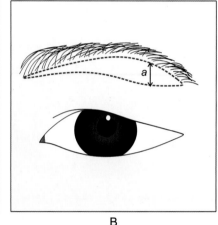

图1-10-2 （A）上推并记录距离，以确定需切除皮肤的最大宽度 a；（B）按记录的皮肤切除宽度标记皮肤切口线

（2）去除多余的皮肤：沿切口线切除标记范围内的皮肤、皮下组织及眼轮匝肌（图1-10-3）。

注：眉毛下缘切口应向下偏斜，与眉毛方向平行，以免损伤毛囊。

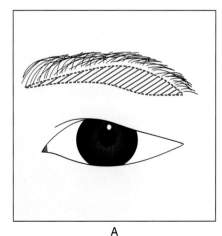 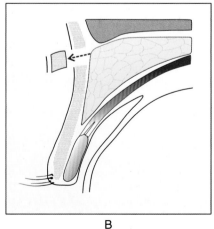

图1-10-3 根据标记的手术切口，切除皮肤和眼轮匝肌

（3）固定悬吊眼轮匝肌：将切口下缘的眼轮匝肌悬吊固定于眶上缘骨膜或额肌腹面，使眼轮匝肌瓣向上方提升（图1-10-4）。

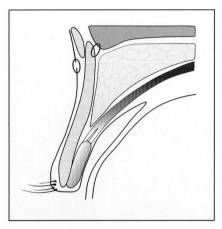

图1-10-4　将切口下方的眼轮匝肌断端缝合固定于眶上缘骨膜或额肌腹面

（4）缝合：待观察到重睑皱襞弧度流畅后，缝合皮内及皮肤（图1-10-5）。

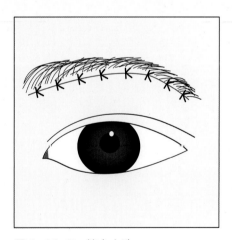

图1-10-5　缝合皮肤

第十一节 医源性上睑下垂

重睑术后由于个体差异或美容外科医生的技术和临床经验参差不齐，重睑术后常由于上睑提肌的损伤出现不同程度的上睑下垂。

注：国内学者将重睑术后引起的上睑下垂分为3度。

轻度： 表现为上睑紧缩感或异物感，但眼睑活动正常。检查见上睑皱襞高或皱襞不明显，上眶略凹陷，上睑提肌肌力尚好。

中度： 表现为眼皮沉重，睁眼易疲劳，呈精神萎靡状态。检查见上睑重睑形态欠佳，常伴有重睑过浅或过宽、重睑线短等情况，症状持续时间较长者可出现视物抬眉的习惯。

重度： 表现为眼睑上提极度困难，需用力抬眉，不能持续睁眼。检查见上睑重睑线畸形，常有重睑过宽、瘢痕明显、多重睑等情况。

原因分析

原因一： 术后导致眼睑静脉及淋巴回流受阻，肿胀引起暂时性上睑下垂，可随时间逐渐恢复。

原因二： 切口下唇眼轮匝肌缝挂位置过高，超过睑板范围，直接缝挂至上睑提肌腱膜，可由于缝线的切割作用损伤到上睑提肌腱膜，造成医源性上睑下垂，同时可因重睑过宽，导致上睑提肌力量相对不足。

原因三： 在取出埋线重睑的缝线时，直接剪断缝线抽出会存在切割上睑提肌腱膜的风险，导致上睑下垂（图1-11-1）。因此对于难以取出的缝线，可剪开线结，缓慢取出或分段取出。

注：采用埋线法行重睑术的患者出现上睑紧缩感或异物感，多由于埋线的针距过宽并穿透睑板，打结后使睑板的弧形减弱，不适合眼球的形状，患者自感上睑紧缩并有异物感。同时，因为埋线距离过高，穿刺过程中动作粗暴而损伤上睑提肌腱膜，抑制了上睑提肌的正常活动，亦会出现紧缩感。

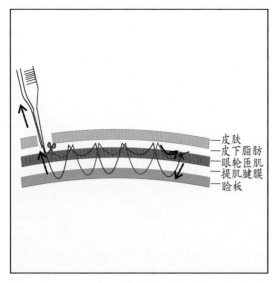

图 1-11-1　取出埋置的缝线时应谨慎，避免缝线切割

原因四：过度分离睑板前组织或者切除眼轮匝肌、眶隔脂肪等，损伤上睑提肌腱膜，造成组织广泛粘连。

注：修剪下唇眼轮匝肌时，如过度提起眼轮匝肌后修剪，则容易误将上睑提肌腱膜一并损伤。

原因五：原有轻度上睑下垂：极少数病例是因为术前已有轻度上睑下垂，而未引起医生的注意而直接行重睑术，术后缺陷显露。

矫正方法

早期可予以热敷、红外线理疗等方法矫正，若术后1个月上睑下垂逐渐改善，则继续理疗观察；若术后3个月仍无明显改善，则需后期进行手术治疗。

注：当重睑术后出现上睑下垂时，上睑提肌并不一定损伤，主要问题可能出在组织粘连，组织粘连松解后需采用眶隔脂肪瓣等方法阻断再次粘连。

（1）设计标记理想的重睑线，同时去除原手术瘢痕。

（2）松解前次手术形成的粘连。

（3）在眶隔下分离找到上睑提肌，检查上睑提肌有无损伤，有上睑提肌破裂者予以修补，如上睑提肌肌力弱，可适量进行上睑提肌的折叠或缩短以进行调整（图1-11-2）。

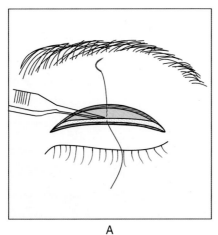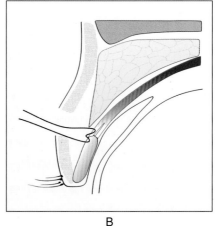

| A | B |

图1-11-2 （A）腱膜性上睑下垂，睑提肌存在手术损伤，予以缝合修补；
（B）上睑提肌本身肌力弱，或需要进一步加强肌力时，行上睑提肌折叠或缩短

（4）打开眶隔，如眶隔脂肪量尚可，则牵拉分离部分眶隔内脂肪，下移至新重睑线处，缝合固定（图1-11-3）。如眶隔脂肪少，不易拉出，则将眶隔膜翻转缝合，使其在皮下起隔离作用。

注：如无法局部转移眶隔脂肪或眶隔膜以隔离粘连，可采用自体脂肪游离移植于预防粘连处。

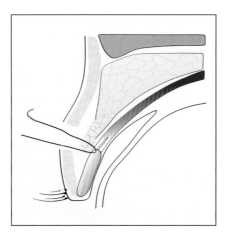

图1-11-3 以眶隔脂肪防止再次形成
粘连

（5）确定重睑高度，将切口下唇眼轮匝肌与睑板（提肌腱膜）在适当位置固定缝合。

（6）缝合切口下唇皮肤—眼轮匝肌—睑板—眼轮匝肌—切口上唇皮肤。

轻度的重睑术后上睑外翻往往无任何症状，多在自拍后或日常生活中由他人指出，而中度、重度的重睑术后上睑外翻往往伴有异物感和紧绷感，常需通过手术修复（图1-12-1）。

注：上睑缘外翻分级：

轻度：无明显症状，表现为睑缘露白出现，不伴睑结膜外翻。

中度：有间断性的异物感或下视位牵拉感，睑缘露白明显。

重度：持续牵拉感，明显睑缘露白，可伴有结膜外翻，外翻部位睑裂闭合不全。

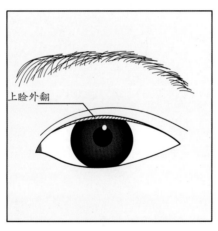

图1-12-1 上睑外翻

原因分析

原因一：术后早期的睑裂闭合不全，主要是由于上睑肿胀所致，随着肿胀的逐渐消退，闭合不全也渐渐消失。

原因二：重睑下唇眼轮匝肌与睑板（提肌腱膜）固定过高（图1-12-2）。

注：亚洲人上睑软组织容量、睑板厚度等解剖结构均有别于白种人，且个体差异性较大，有研究显示，中国汉族年轻女性上睑软组织量右眼普遍多于左眼，因此术前需明确双上睑组织量有无差别，术中应针对不对称的软组织量采取个性化设计。术前设计不对称或未考虑到受术者存在着较明显的双睑软组织厚度不对称性时，当缝合后发现双眼形态不对称而采用过紧或过高的固定

以消除这种不对称，可能会出现睑外翻的问题。低张力的缝合固定是避免出现睑外翻的重要方法。

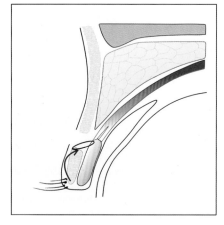

图 1-12-2　重睑下唇眼轮匝肌与睑板（提肌腱膜）固定过高

原因三：去除睑板前组织过多，造成术后重睑下唇瘢痕挛缩，牵拉睑缘而出现外翻。

原因四：上睑皮肤切除过多造成睑外翻，可伴有上睑闭合不全。

注：如上睑皮肤量不足需行植皮手术来封闭创面。

矫正方法

出现上睑外翻后应及时使用眼膏于睡前涂双眼，避免角膜干燥，拆线后每天按摩牵拉上睑皮肤，使其松弛，轻度的上睑外翻一般不需进行手术治疗，待瘢痕稳定、组织消肿、皮肤松弛后上睑皮肤松弛后多可矫正。若6个月后外翻上睑不复位，则进行手术矫正。

（1）设计重睑切口，将原手术瘢痕切除。

（2）向重睑切口下唇分离，充分松解瘢痕粘连（图1-12-3）。

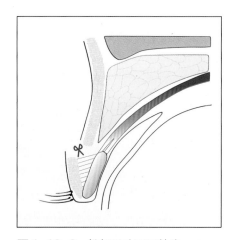

图 1-12-3　松解重睑下唇粘连

（3）向重睑切口上唇分离，将眶隔脂肪下拉。

（4）将重睑下唇眼轮匝肌重新固定至睑板（提肌腱膜）适当的位置，注意避免高张力缝合，以避免睑外翻的发生，控制睫毛上翘15°左右（图1-12-4）。

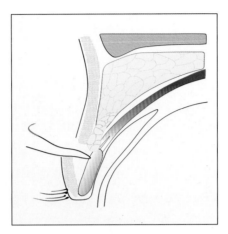

图1-12-4　将下唇眼轮匝肌固定至睑板（提肌腱膜）适当的位置

（5）将眶隔脂肪缝合固定至切口处，防止切口上唇组织粘连。

（6）缝合切口下唇皮肤—眼轮匝肌—睑板—眼轮匝肌—切口上唇皮肤。

上睑结膜脱垂

结膜脱垂是上睑提肌手术最常见的并发症，多见于上睑提肌腱膜缩短法或联合筋膜鞘法（CFS）上睑下垂矫正术后。结膜脱垂的预防和处理，直接关系到上睑下垂的手术效果（图1-13-1）。

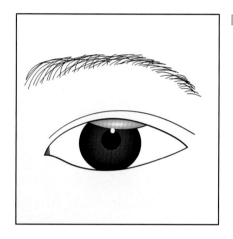

图 1-13-1　上睑结膜脱垂

原因分析

正常情况下上睑提肌与穹隆结膜间有纤维条索维系，提上睑肌游离过度超过穹隆结膜时，这些条索被切断，术后二者仅为贴附，当直立位时，结膜即易出现脱垂（图1-13-2）。

注：由于脱垂的球结膜不易还纳，即使还纳后亦不能维持，致使球结膜长期嵌顿而出现水肿、血管扩张，形成恶性循环。

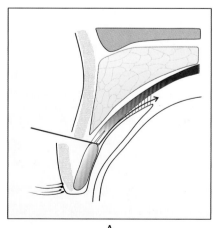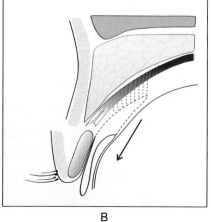

A　　　　　　　B

图 1-13-2　（A）剥离过度超过穹隆结膜。（B）结膜失去粘连导致脱垂

矫正方法

上睑下垂手术结束前将上穹隆结膜推移复位可在一定程度上预防术后严重的结膜脱垂。

补充

在手术结束时，一手持手术刀柄，手术刀柄尾部由内眦插入穹隆部，顶住穹隆部结膜并稍向上抬起，另一手的手指按住上睑，向下轻压，嘱患者向天花板直视，刀柄由内向外滑动整复，除了一定程度地预防结膜脱垂现象，还可平整被缩短后的结膜褶皱。需注意勿擦伤角膜上皮（图1-13-3）。

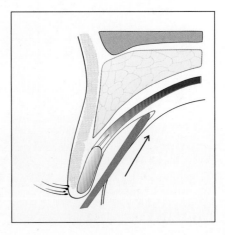

图1-13-3 术后即刻以手术刀柄尾部于穹隆部平复结膜，可一定程度地预防结膜脱垂

部分结膜脱垂可随时间延长而自行恢复，对于严重的结膜脱垂或3个月仍无法复位者，可通过手术的方法将脱垂的结膜复位或切除。

注：早期不要用手触摸脱垂的结膜，使用抗炎眼药水及眼膏，防止发生结膜炎甚至角膜炎。

一、复位法

（1）以双针缝合线由脱垂的穹隆部做2~3对U形缝合，穿出上睑皮肤（图1-13-4）。

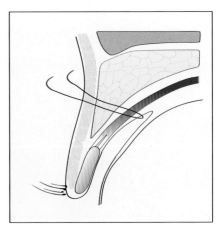

图1-13-4 于穹隆部做U形缝合，穿出上睑皮肤

（2）牵拉缝线见脱垂结膜复位后，垫以棉枕予以结扎。

二、切除法

（1）翻转上睑，以镊子钳夹脱垂的结膜。

（2）将脱垂的结膜切除，切口不缝合（图1-13-5）。

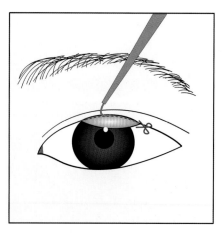

图 1-13-5　将脱垂的结膜切除

上睑睑球分离

上睑提肌腱膜缩短法或额肌悬吊法上睑下垂矫正术后可出现上睑的睑球分离，表现为当眼睛向前平视，上睑缘未紧贴眼球表面，两者之间形成间隙（图1-14-1）。

注：睑球分离常与睑外翻被认为是同一种并发症，但睑外翻较轻时不会发生明显的睑球分离，睑球分离常发生在上睑下垂矫正术后。

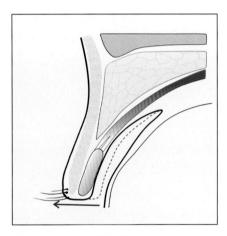

图1-14-1　上睑睑球分离

原因分析

原因一：术中的腱膜瓣或额肌瓣与睑板的固定点位置过低或力量过大导致（图1-14-2）。

原因二：额肌瓣矫正上睑下垂时，额肌的力的作用方向为垂直向上的，与生理解剖不同。且其力量较大，睑板被额肌的垂直作用力牵拉变形导致睑球分离（图1-14-3）。

注：额肌瓣悬吊术后睑球分离的发生率较上睑提肌缩短术的发生率高。

原因三：有些患者的睑板柔软细薄或内外眦韧带松弛，由于睑板的不稳固，上睑提肌腱膜瓣或额肌瓣对其产生向上、向后的牵拉造成睑板移位。

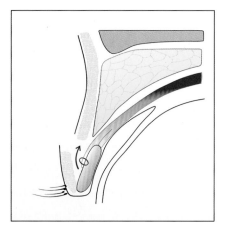 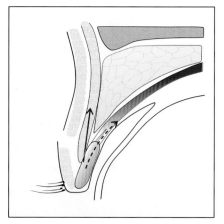

图1-14-2　固定位置过低或力量过大　　图1-14-3　额肌的力的作用方向（实线）
导致睑球分离　　　　　　　　　　　　与生理解剖的力的作用方向不同（虚线）

矫正方法

　　根据分析睑球分离的不同原因，采取将内眦韧带缩短折叠、外眦韧带缝合拉紧至外眦处骨膜、额肌松解后穿过眶隔膜滑车下隧道、调整肌瓣与睑板缝合点位置等方法来矫正。
注：术后早期轻度的睑球分离可不做处理，予以保守观察。

　　（1）如为睑板柔软细薄或内外眦韧带松弛导致睑球分离时。将切口设计为内眦成形切口、外眦成形切口以方便分离出内外眦韧带（图1-14-4）。于内眦角处分离出内眦韧带，将其折叠缝合；于外眦角处潜行分离出外眦韧带，将其缝合固定于与内眦同一水平的眶外侧骨膜上。

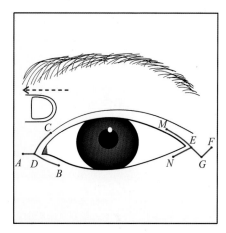

图1-14-4　将切口设计为内眦成形切
口、外眦成形切口以方便分离出内外眦
韧带

　　（2）如为额肌瓣力量方向差异导致睑球分离时。向上充分松解分离额肌，一般超过眉毛1.0~2.5cm，使额肌完全无张力。将眶隔膜中下部贯通形成滑车，将额肌通过隧道穿过眶隔膜滑车下隧道固定于睑板上（图1-14-5）。

注：额肌隧道穿过眶隔可缓冲其垂直向上的力量，眶隔对其有向后限制的作用，使其更接近上睑提肌的生理位置。

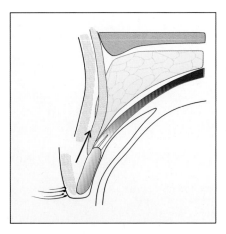

图1-14-5　额肌穿过眶隔后固定于睑板，使额肌的力的方向更接近生理方向

（3）调整额肌瓣或上睑提肌腱膜与睑板附着点的位置，使吻合点尽量靠近睑板上缘。

（4）将切口下唇眼轮匝肌与睑板在适当位置固定缝合，避免高张力缝合。

（5）缝合切口下唇皮肤—眼轮匝肌—睑板—眼轮匝肌—切口上唇皮肤。

第十五节 上睑退缩

　　正常人平视时上睑缘位于角膜上缘与瞳孔上缘之间，或位于角膜上缘下方1~2mm，呈曲线流畅，当上睑缘高于正常位置，角膜完全暴露，巩膜暴露也大大增加时，就会使人呈现惊恐外观，称作上睑退缩（图1-15-1）。

注：目前国内专家在临床上将上睑退缩分为3度：轻度：上睑退缩1~2mm；中度：上睑退缩3~4mm；

　　　重度：上睑退缩5mm以上。

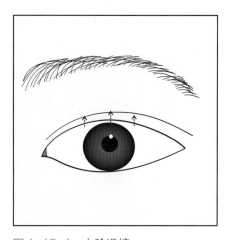

图 1-15-1　上睑退缩

原因分析

原因一：行上睑提肌缩短术时，多由于术中切除上睑提肌量过多或固定于睑板位置过低造成。

原因二：行额肌瓣手术矫正时，多由于术中分离额肌瓣不充分，勉强下移与睑板缝合造成。

矫正方法

上睑下垂术后早期，如发现上睑退缩1~2mm，可嘱受术者做用力闭眼锻炼，做上睑向下加压按摩，往往随时间推移可自行下降缓解。若保守治疗处理无效时，应重新进行手术调整。当前次手术为上睑提肌缩短术时，常需通过上睑提肌腱膜的横切纵缝法或弓形延长法以延长提肌腱膜，达到松解的目的。当前次手术为额肌瓣手术时，则需充分地分离松解额肌瓣，放松悬吊力量，调整张力后重新缝合到睑板中上1/3处。

注：

（1）初次手术时，使用上睑提肌矫正的上睑下垂，可不必矫枉过正；而额肌瓣矫正上睑下垂术后肌力常会随着时间的推移而出现松弛，可适度地过矫。

（2）无论是采用何种类型的手术，若术后上睑退缩超过3mm以上，保守治疗多难以奏效，均需择期再次进行手术调整。

（1）按原重睑切口切开皮肤，分离皮下的组织粘连，暴露睑板上缘。

（2）打开眶隔，在提肌腱膜浅面向上分离至节制韧带水平。

（3）轻中度的上睑退缩可采用提肌横切纵缝法：睑板上缘切开提肌腱膜–Muller肌复合体，沿结膜和Muller肌之间向上分离至节制韧带下方。根据术前测量的上睑退缩量，按1∶2长度在提肌腱膜中央做横向切口后纵向缝合（每矫正1mm的退缩需要设计2mm长度的横向切口），并将延长的提肌腱膜复合体的远端与睑板中上1/3缝合（图1-15-2）。

注：

（1）由于术中肿胀及术后粘连，故应根据术前肌力情况调整睑缘高度低于目标位置1mm，否则，上睑退缩可能复发。

（2）若提肌腱膜需要延长的量较大，横切纵缝法会导致缝合张力大或者缝合困难，受术者术后睁眼时卡压明显，所以横切纵缝法仅适用于轻度及中度上睑退缩。

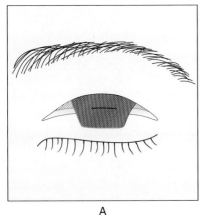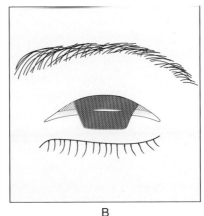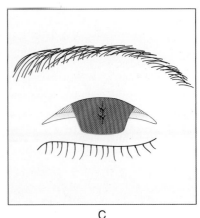

| A | B | C |

图1-15-2　上睑提肌横切纵缝

（4）弓形延长法：将上睑提肌腱膜由内向外分为4等分，标记成"弓"字形切口，设计内、中、外3个提肌腱膜瓣，瓣宽分别占宽度的1/4、2/4、1/4，内外侧瓣的蒂部在上方，中部瓣的蒂部在下方。中部腱膜瓣的高度即为提肌延长量，通常是退缩量的2倍（每矫正1mm的退缩需要设计2mm高的中部瓣）。沿标记线切开上睑提肌腱膜–Muller肌复合体，于提肌腱膜–Muller肌复合体深层将提肌腱膜分离至节制韧带下方。将内、外侧提肌腱膜瓣并拢缝合，其远端与中部央提肌腱膜瓣远端对位缝合（图1-15-3）。

（5）坐位观察，根据睁眼时睑缘高度调节上睑提肌的延长量，至睑缘高度满意为止。

（6）将眶隔脂肪复位于重睑线处。

（7）缝合切口下唇皮肤—眼轮匝肌—睑板—眼轮匝肌—切口上唇皮肤。

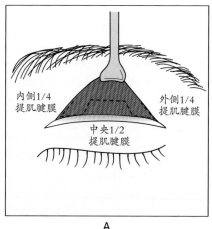
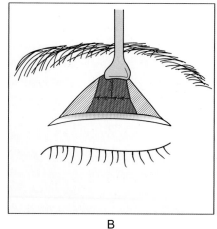

A   B

图 1-15-3　上睑提肌弓形延长法

上睑内翻

上睑内翻倒睫是上睑下垂术后常见并发症之一。上睑内翻睫毛刺激角膜，患者有畏光、流泪、异物感等症状，甚至可引起角膜炎（图1-16-1）。

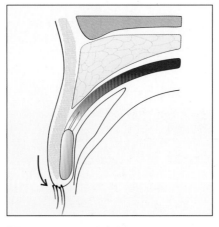

图 1-16-1　下睑内翻

原因分析

原因一： 由于术后上睑肿胀，压迫上睑缘使睑内翻。

原因二： 上睑下垂术中睑板切除过多。

补充

（1）较重的上睑下垂手术中常切除部分睑板以增加上睑下垂矫正的效果。上睑下垂的程度通常和上睑提肌肌力成反比，肌力越差，需缩短上睑提肌量也越多，通常每缩短上睑提肌4~5mm可提高上睑1mm，而切除睑板1mm即可提高上睑1mm，上睑睑板的宽度一般为8~10mm，通常睑板切除量应≤3mm（不可大于睑板宽度50%，以免出现眼睑闭合不全），相当于上睑提肌的缩短量可减少12~15mm，大大减少了上睑提肌缩短量（当上睑提肌缩短量大于20mm时需将节制韧带剪断，否则可导致上睑迟滞）。

（2）上睑迟滞：正常人当眼球下转时，上睑随着眼球下转而下落，上睑迟滞是指当眼球下转时上睑不能随之下落。

原因三：上睑下垂手术时如进行睑板切除，选择的切口线应距睑缘4~5mm或比正常眼的重睑皱襞低2~3mm，因为切除了部分睑板，睑板变窄，如常规采用7mm的切口线，会使上睑皱襞下皮肤臃肿、松弛下垂，向外翻张力不足。

原因四：额肌瓣、上睑提肌腱膜等固定的位置过高，过于贴近睑板上缘（图1-16-2）。

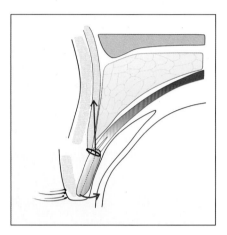

图1-16-2 额肌瓣固定位置过高导致
上睑内翻

原因五：睑结膜及睑板瘢痕性收缩，使眼睑后层明显比前层缩短，睑缘朝内卷曲，睫毛倒刺向角膜。

矫正方法

如为肿胀引起的睑内翻，待上睑肿胀消退，睑内翻可以得到矫正，此期如上睑睫毛摩擦刺激眼球，可将摩擦的上睑睫毛拔出，减轻刺激症状。组织消肿后仍有轻度上睑内翻时，可采用单纯睑缘灰线切开的方法试以矫正。若术后内翻倒睫严重，一般不能自行恢复，应重新打开切口，针对发生原因适度增加下唇前层外翻的力量。

（1）嘱患者术前半个月之内不要拔倒生的睫毛，以便手术中观察手术效果。

（2）以原手术切口标记画出重睑褶皱的第1条线，后用镊子夹捏切口下唇松弛的多余皮肤，以睫毛略翘动为度，在其下方画出第2条线。

（3）按标记切开皮肤，将多余的皮肤去除。

（4）若额肌或上睑提肌固定位置偏高，则松解瘢痕，将额肌瓣或上睑提肌腱膜固定睑板的位置调整至睑板中上1/3（图1-16-3）。

（5）将切口下唇眼轮匝肌缝挂于睑板的适当位置，并缝合皮肤全层，以睫毛略上翘为宜（图1-16-4）。

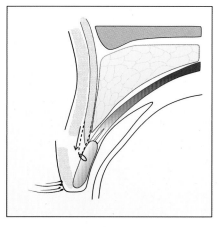
图 1-16-3 调整额肌瓣固定在睑板的位置

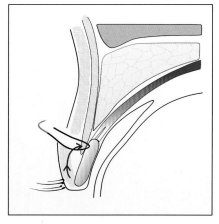
图 1-16-4 调整切口的下唇眼轮匝肌缝挂睑板的位置，增强"外翻"的力量

（6）用尖刀在内翻严重的位置行灰线切开，切开时一并剔除乱睫的毛囊，以避免倒睫复发。如为双行睫的患者，切开时注意使双行睫位于前层（图1-16-5）。

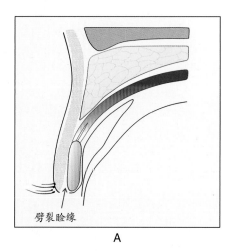
劈裂睑缘

A

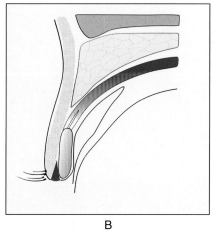

B

图 1-16-5 灰线切开，使切口被肉芽组织填充

注：
（1）将倒睫部位的灰线做适当切开，切口被肉芽组织填满后，相当于增加了睑缘宽度，使倒睫离开角膜。亦可使用睑板前筋膜或植入软骨等方法填补空缺。
（2）睑缘前后唇中间缘间组织为皮肤黏膜交界处，略呈灰色，故称灰线。灰线切开后前层为带着睫毛的皮肤、肌肉，后层为睑板、睑结膜。睑板内存在睑板腺，其开口位于睑缘，排出的脂质分泌物形成泪液的表层，脂质成分可防止泪液过度蒸发，因刺切开时要避免损伤睑板及睑结膜，以防术后患者出现干眼。
（3）有传统方式通过Hotz术式横向切开睑板，虽能解决倒睫所致的刺激症状，但会造成睑板腺导管断裂，眼表脂质层缺乏，泪液蒸发过强，易出现干眼。Hotz术式：在睑缘上唇上约3mm处做平行于睑缘的楔形条状睑板部分切除，宽约2mm，深约睑板厚度的2/3。在眼睑中、外、内分别做3根固定缝线，由皮肤切口下唇穿入，穿过睑板楔形切口上缘，最后由上缘对应的皮肤切口穿出，间断缝合皮肤（图1-16-6）。

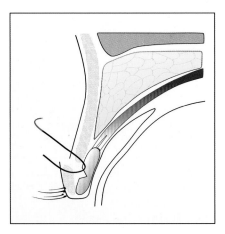

图1-16-6　Hotz术式，横向切开睑板

下睑凹陷

下睑凹陷是眼袋术后的常见并发症，常给人以衰老的感觉。

原因分析

原因一：眼袋手术时眶隔脂肪去除过多是最常见的原因。

注：

（1）原则上，进行眼部美容整形手术时，眶隔脂肪的去除量不宜过多，否则有衰老憔悴感，因为真正眶隔脂肪过多者只占少数，不足10%。

（2）对于眶隔内疝出的脂肪不严重，但泪沟显著者，可保留眶隔疝出的脂肪球，仅将眶隔脂肪向下平铺，固定于眶缘下方的骨膜处。

原因二：眼袋术后皮肤、肌肉、眶隔膜与深部组织粘连向内牵引。

原因三：手术操作粗暴，组织损伤严重。

矫正方法

术中如发现眼睑下方明显凹陷，可将去除的部分眶隔脂肪回植到眶隔内，再缝合眶隔膜。术后发现眼睑下方凹陷，可行自体颗粒脂肪注射填充。如合并泪槽畸形，建议先行泪槽韧带松解，再根据实际需要行自体脂肪填充。

（1）用0.9%生理盐水500mL+2%利多卡因10mL+0.1%肾上腺素0.5mL配成局部麻醉肿胀液，行抽脂部位的肿胀麻醉。以20mL注射器连接吸脂针在抽脂范围内进行扇形分层抽脂。

注：大腿内侧脂肪相对于腹部脂肪来说，脂肪颗粒小，血管容易生长并能建立更好的血运，常作为供区首选。

（2）将取得的脂肪颗粒混悬液静置，用生理盐水反复漂洗至澄清，并用小镊子将血凝块及条索纤维组织去除，保留饱满的脂肪颗粒。将游离颗粒脂肪进行离心，1000r/min×3min，离心后保留纯脂肪备用。

注：抽吸后的脂肪应用生理盐水洗涤+离心，尽量去除与脂肪颗粒相混的血液、麻醉液、组织碎块，将脂肪纯化后可保留更多的前脂肪细胞，再进行注射可提高脂肪存活率。

（3）在下外眦部距离下睑边缘2mm处开2mm的切口，注脂针刺入下睑眼轮匝肌与眶隔之间的Soof层，注入备用的纯化脂肪。注射时不宜过浅，避免造成皮下不平。注射结束后仔细观察，对不均匀部位可通过局部挤压加以调整，使注入的脂肪均匀分布。

注：

（1）亦有学者将游离脂肪注射在眶隔内，眶隔位置固定、血运丰富，移植的脂肪在其内相对集中，可获得眶隔内组织的渗透和营养支持，也可以更好地维持下睑的形态。但眼袋手术常对眶隔进行一定程度的损伤，术后瘢痕粘连使眶隔内脂肪填充的效果有不确定性。

（2）术前可估算双侧下睑所需脂肪的体积，再根据移植后的脂肪吸收率50%左右，最终确定填充量，注射量可适度过矫，但不宜过多，否则会造成下睑臃肿、硬结。

（4）患者取坐位判断效果，矫正不足之处要坐位下补充注射。

注：术后可适当按摩注射区域，使注射的脂肪分布均匀。

下睑外翻

下睑外翻是指睑缘离开眼球、眼睑向外翻转、结膜外露等异常状态（图1-18-1）。眼睑外翻不仅失去对眼球、角膜的保护和有碍美容，甚至并发角膜炎，形成溃疡而影响视力，严重者可导致失明。

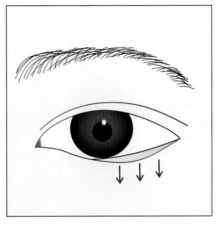

图1-18-1　下睑外翻

补充

1.下睑外翻的表现

轻度：轻度睑球分离、睑缘稍外倾、无泪点外翻，无明显不适，但有溢泪。

中度：部分结膜外露，泪点外翻、溢泪，轻度睑裂闭合不全，可伴暴露性角膜炎。

重度：大部分结膜外露，泪点外翻、溢泪，睑裂闭合不全，暴露性角膜炎或溃疡。

2.溢泪

因术区血肿和收缩对泪液排流造成机械性干扰，或因睑球分离、下睑缘的外翻使泪点收集泪液不足，产生溢泪。溢泪使患者经常向下拭揩泪液，更进一步加重下睑外翻。

原因分析

各种原因导致下睑前层垂直张力增大是下睑外翻的主要原因。

原因一： 皮肤组织去除过多。

注：

（1）皮肤皱纹的多少与皮肤松弛有一定关系，但不是皱纹越多去除的皮肤越多。即使术前对切除皮肤有所预估，也应在手术最后决定需要切除的下睑皮肤部分。在确定皮肤切除量时，原则上以略保守为宜，嘱患者张口，睁眼向上看，以整形镊夹住切口下缘皮肤，轻轻与切口上缘皮肤对合，看超过切口缘皮肤的宽度并予以剪除，以与上切口缘皮肤对合好为度。

（2）眼轮匝肌菲薄者，收缩眼睑无力，容易造成外翻，去皮量要保守。

（3）术中局麻药用量对组织肿胀影响较大，由于组织肿胀，易导致对于去皮量的多少发生错误判断的情况，从而造成皮肤切除过多或过少，导致下睑外翻或矫正不明显。

原因二： 眼轮匝肌去除过多。

注：眼轮匝肌的去除方法与皮肤一样，并且也需在手术的最后试探性地切除。

原因三： 眶隔缩短过量或处理眶隔脂肪时操作粗暴，软组织损伤较重，术后粘连，收缩、牵拉下睑。

原因四： 术前即存在眼轮匝肌、内外眦韧带松弛、薄弱，张力减退，第一次手术时未予重视，处理不当，术后由于瘢痕形成，牵拉睑缘，造成下睑外翻。

原因五： 术后血肿形成。

注：

（1）由于血肿或皮下瘀血等因素造成的轻度下睑外翻，大部分可在3个月内恢复正常，在此期间可进行热敷或理疗，以促进局部血液循环，有利于外翻恢复。

（2）预防方法：①术前半小时肌注止血药物；②术中局麻药物中加入肾上腺素，并仔细止血，尤其在去除眶隔脂肪时；③术后冰敷或用手压迫10~30min；④术区加压包扎1天；⑤口服云南白药胶囊3天。

矫正方法

术中及时发现可即刻修整，悬吊眼轮匝肌，将眼轮匝肌提紧，将皮肤向下做适当分离后再予以缝合，使切口在无张力下愈合。术后发现下睑外翻，一般情况下不急于进行手术，早期采用热敷、理疗、按摩等方法，应用活血化瘀、消肿、软化瘢痕类药物，轻者多能渐渐恢复。中重度保守治疗6个月后，仍无改善，依情况进行手术矫正，去除垂直方向的张力，并增加前层水平方向的张力以对抗重力。

（1）采用原睑袋切除术切口（图1-18-2）。

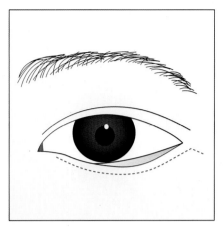

图1-18-2　设计切口

（2）分别在皮下及眼轮匝肌后充分分离皮瓣和肌瓣，松解瘢痕粘连（图1-18-3）。

注：术中眼轮匝肌切口宜低于皮肤切口，其目的是保留在睑板上有较多的肌肉，可以保留卧蚕处眼轮匝肌的完整性，同时避免做垂直切口时皮肤和睑板之间发生瘢痕粘连，导致外翻。

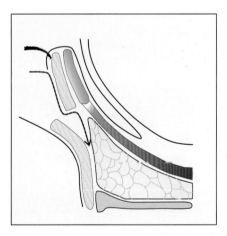

图1-18-3　眼轮匝肌切口宜低于皮肤切口

（3）充分松解眶隔瘢痕组织，松解由于瘢痕收缩而导致的下睑牵拉移位。

（4）检查下睑缘是否恢复至原位，如未恢复，则寻找瘢痕粘连并予以松解。

（5）在下睑缘外侧1/3设计一个楔形切口，全层切除下睑组织，宽度约0.5cm，包括皮肤、眼轮匝肌、睑板、结膜（图1-18-4）。缝合时先对齐缝合睑缘后再缝合皮肤及结膜。观察下睑与眼球贴合程度，如仍显不足，可适当再切除部分睑板与结膜，直到睑球贴合满意为止。

注：切除范围以不大于5mm为宜，否则睑缘切口闭合困难。楔形睑板切除后，缩短下睑横径，使睑球贴附更紧密，可以增加对抗重力的作用。

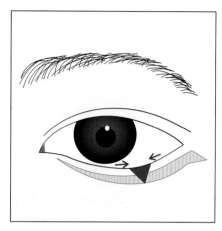

图 1-18-4　楔形切除下睑缘外侧 1/3
全层组织

（6）将睑板前眼轮匝肌的外侧向外上方牵拉，评估眼睑闭合程度，满意后确定去除眼轮匝肌的多余部分，并予以切除。将睑板前眼轮匝肌缝合固定于外眦韧带或外侧眶缘内侧骨膜上，以提高眼轮匝肌张力（图1-18-5）。

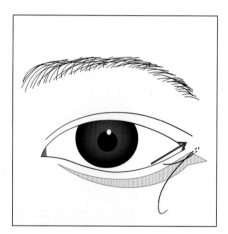

图 1-18-5　将睑板前眼轮匝肌缝合固
定于外眦韧带或外侧眶缘内侧骨膜上

（7）分层缝合肌肉与皮肤。

注：如皮肤缺损较多者，则需考虑进行下睑游离植皮或面部皮瓣转移。

（1）下睑游离植皮术：供皮区首选同侧上睑皮肤，其次为耳后皮肤，一般一侧上睑可取0.5cm左右的皮片，植皮后需打包轻压固定。

（2）下睑皮瓣转移术：在上睑重睑皱襞处设计皮瓣，以外眦处为蒂，长宽比例可达5∶1，皮瓣宽度可取到0.5cm，切取皮瓣时需带眼轮匝肌，皮瓣转移后在下睑皮肤缺损处平铺，如皮瓣过长，可适当修薄剪去远端皮肤。

第十九节 下睑退缩

下睑退缩是指没有外翻的下睑缘向下移位，可伴有睑球分离，表现为巩膜显露增多、睑裂纵向增大、外眦角变钝，有畏光、流泪等刺激症状，整个眼睛呈惊恐或悲伤状（图1-19-1）。

注：下睑退缩较轻者表现为外眦角变钝，下睑缘外1/3段垂直下移而无外翻，外侧巩膜暴露过多，可伴有睑球分离；较重者下睑缘中段甚至全段下移，巩膜暴露范围更大，有畏光、流泪等刺激症状，整个眼睛呈圆而悲伤样。

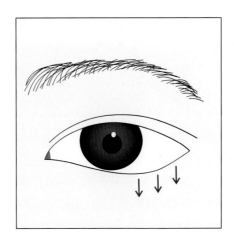

图1-19-1　下睑退缩

原因分析

原因一： 下睑皮肤、肌肉切除过多。

> **补充**
>
> 有学者采用平移法来预估眼袋术前的皮肤去除宽度：患者平卧位，下颌压低，两眼上视，使皮肤处于紧张状态，标记下眶缘与瞳孔垂线的交点*A*，将下睑皮肤下移展平后标记下框缘与瞳孔垂线交点*B*，记录*AB*之间距离，一般皮肤切除量小于*AB*之间的距离，可作为手术去皮量的参考。

原因二：眶隔紧缩过量，导致下睑垂直张力增大。

原因三：眶隔脂肪处瘢痕挛缩、粘连。

注：术中操作粗暴，使组织损伤过重或血肿形成可导致后期局部瘢痕组织形成过多。

原因四：下睑缩肌损伤或因下睑下至手术人为造成下睑缩肌缩短，肌力增强。

注：下睑缩肌在下睑退缩发病机制中具有重要意义，各种原因导致下睑缩肌痉挛、功能过强、缩短牵拉均可引起下睑退缩。

原因五：术前存在下睑退缩、中面部下垂。或是存在导致下睑退缩的高危因素，如突眼、下睑松弛、中面部下垂。

注：下睑松弛的术前评估：

下睑牵拉试验：检查者用拇指和食指捏住下睑，将下睑外拉，测量睑缘与眼球的距离，正常情况下≤6mm，如果超过6mm，则说明下睑存在明显松弛。

下睑牵拉复位试验：检查者用拇指和食指将患者下睑向外牵拉，然后松开，观察下睑复位情况，正常情况下，下睑在患者眨眼之前应该很快复位，如果复位迟缓，则说明下睑松弛。

矫正方法

早期以热敷、理疗、按摩等方法，服用活血化瘀、消肿、软化瘢痕等药物为主。如无法缓解，则根据不同程度的下睑退缩情况采取相应处理方案。

（方案一）若用一根手指在外眦部向上轻推下睑，即可使退缩的下睑满意复位，提示**外眦腱松弛**是导致下睑退缩的主要原因。如下睑缘在水平方向上无明显变长，可应用**外眦固定术**提升下睑；如下睑缘在水平方向上明显变长，则应用**睑板条法外眦成形术**，这样既可缩短下睑缘又可提升下睑。

（方案二）若用两根手指，在外眦和瞳孔下方的下睑缘向上轻推下睑，才能使退缩的下睑满意复位，提示除与外眦腱松弛有关外，下睑中层即眶隔和眶脂部位的瘢痕挛缩往往是更重要的原因。需在方案一的基础上松解下睑中层瘢痕挛缩，并将眼轮匝肌悬吊来强化外眦固定或外眦成形的效果。如术中有需要，可配合**下睑支撑移植物来预防瘢痕挛缩复发**。

无论应用何种方式提升下睑，术后都会有3种力量对抗提升效果，即组织本身的回缩力、瘢痕组织的挛缩力和重力。因此，不论是外眦固定术或外眦成形术，还是眼轮匝肌悬吊术，都应确切牢靠，可适度矫枉过正1~2mm。

（1）沿原下睑切口瘢痕切开皮肤达眼轮匝肌表面

（2）在眼轮匝肌表面向下分离，跨过睑板范围后，转为眼轮匝肌下、眶隔上分离，直达眶下缘（图1-19-2）。

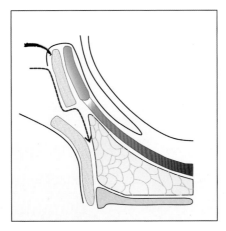

图 1-19-2　手术入路

（3）以眼科剪沿眶下缘剪开眶隔，释放眶脂肪。松解眶隔与眶隔脂肪、下睑缩肌的瘢痕挛缩及粘连。

（4）对于泪沟不明显者，仅将自然疝出的脂肪剪除。对于泪沟明显者，将疝出的脂肪平铺于眶下缘稍下方的骨膜上，修剪平整后固定（图1-19-3）。

（5）（如需行下睑支撑移植物）根据患眼下睑高度+下睑退缩量+过矫量（1~2mm）确定软骨片高度，测量内外眦点距离以确定软骨片宽度，根据测量修剪耳软骨的用量，将软骨片置于下睑缘与眶下缘之间，软骨上下分别与下睑缘睑板和眶下缘骨膜缝合固定，使下睑缘位置抬高（图1-19-4）。

注：将软骨片置于眶缘与睑缘之间，在垂直方向上，给下睑以向上的支撑力，抵抗重力的影响，矫正下睑退缩。

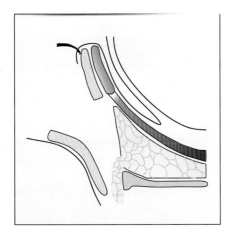

图 1-19-3　对于泪沟明显者，将疝出的脂肪平铺于眶下缘稍下方的骨膜上

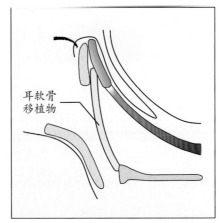

耳软骨移植物

图 1-19-4　可将软骨片置于眶缘与睑缘之间

（6）于外眦部切口分离眼轮匝肌，暴露外眦韧带。将下睑板外侧或外眦韧带向外牵拉，固定到外侧眶缘的内侧骨膜上（瞳孔上缘水平）（图1-19-5）。

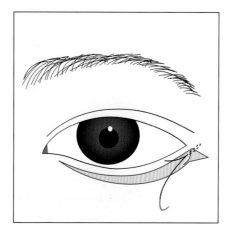

图 1-19-5 外眦固定术

注：

（1）亦可选择经眦眦固定术：沿上睑皱襞重睑尾侧部做长约0.5cm的横切口，用眼科剪沿切口方向向下分离显露骨膜，或经下睑成形切口将眶外侧的眼轮匝肌与深面的骨膜剥离，暴露眶外上缘的骨膜；在外眦角灰线处用尖刀做一个2mm的小切口，双针U形经外眦角切口由内向外做U形缝合，缝针由外侧眶缘内侧骨膜穿出，轻拉缝线两端，使下睑缘上移复位，在适当的张力下打结（图1-19-6）。

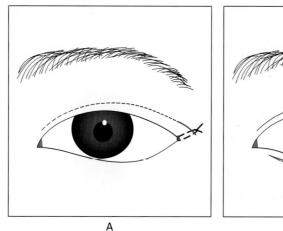
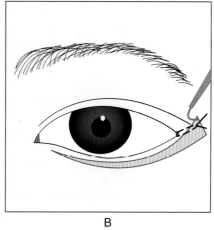

A   B

图 1-19-6 经眦眦固定术。（A）经外眦角和上睑皱襞切口行外眦固定法。（B）经外眦角和原下睑成形切口行外眦固定法

（2）若下睑存在水平方向上的松弛，则采用外侧睑板条法外眦成形术：在下睑缘外侧端去除皮肤与结膜，显露睑板，切除颞侧3mm左右的睑板，将其缝合至外侧眶缘内侧骨膜上（图1-19-7）。

（3）外眦韧带起自睑板外侧端，外侧附着于眶外缘内侧的Whitnall's结节上，长约10mm，其没有明显的腱性结构，即使在术中切开直视下也不易发现。

（4）对于眼球突出、眶下缘萎缩严重的患者，在进行外眦固定时要慎重，其会使下睑沿眼球表面向下滑动，进一步加重下睑退缩。此时应将睑板的外侧端向眶外侧缘的外上方进行悬吊，而不是常规水平固定。但是要说明的是，当外眦韧带向眶缘的外上方固定时，术后容易发生外眦的叠

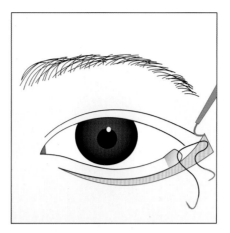

图 1-19-7 睑板条法外眦成形术

瓦样改变，即下睑隐藏于上睑下，造成睑裂变小。

（5）对于严重下睑松弛的患者，如果单纯进行外眦的成形缩短手术，容易引起整个下睑板向外侧过度移位，泪小点是判断下睑位置的重要标志，一般下睑泪小点的位置不超过角膜的内侧缘。对于下睑严重松弛的患者，除了做外眦成形缩短外，尚需行内眦的缩短固定，以保持下睑的正常位置。

（7）将下睑皮肤与眼轮匝肌适度分离，将眼轮匝肌瓣的外侧端向外上方牵拉，缝合固定到眶外侧缘骨膜上。

注：眼轮匝肌瓣悬吊可使外眦缩紧术的紧缩外眦腱作用得到加强。

（8）分层缝合肌肉与皮肤，适当去除多余组织。

眼部受机械性刺激引起迷走神经过度兴奋而导致缓脉及心律失常称眼心反射（Ocular-Cardiac Reflex，简称OCR），是眼部手术常见并发症，严重者可引起明显的心脏功能改变，甚至导致心搏骤停而死亡。除心动过缓及心律失常，OCR还可表现为胸闷、心慌、出冷汗，心前区紧迫感、恶心呕吐等。

注：目前多采用"每分钟心率次数较基础心率减慢10次以上"作为OCR的阳性标准。

原因分析

眼感觉神经反射弧：眼的感觉神经末梢→三叉神经的眼支→脑干→迷走神经核→迷走神经→窦房结或（和）心肌等相应效应器。由于传入神经由三叉神经组成，传出神经是迷走神经，因此，OCR也叫三叉神经-迷走神经反射。心脏受交感神经和迷走神经的双重支配，迷走神经兴奋则可以引起窦房结抑制，使传导系统功能发生障碍。

多数临床医生认为仅压迫眼球或牵拉眼肌可产生OCR，术中出现OCR时，术者多误认为无上述操作，故不能及时停止导致OCR的操作，致使OCR的风险进一步加重。

原因一：手术操作过程中打开眶隔去除眶隔内脂肪时，由于过度提拉眶隔脂肪而间接牵拉与脂肪相贴的眼外肌，刺激了眼感受器，兴奋了眼心反射弧。

原因二：提拉眼睑皮肤、眼轮匝肌、上睑提肌、下斜肌、下睑缩肌时，刺激眼周组织和眼球，同时可以兴奋眼部感受器，引发OCR。

原因三：局部肿胀麻醉时因较明显的疼痛以及肿胀麻醉时眼睑张力增高，刺激了眼部组织诱发眼心反射。

注：有学者报道穹隆部结膜下注射利多卡因的量与眼心反射的发生率呈正相关。局部麻醉用药量越大，穹隆部间隙越小，局部压强越大，刺激就越强，OCR发生率就越高。

原因四：眶内血肿或人为过多、过重地压迫眼球，刺激了OCR眼内感受器，引起反射。

> **补充**
>
> （1）OCR产生的诱因：情绪紧张，体质差、月经期、贫血、心血管疾病以及对过量药物敏感、全身麻醉过浅、缺氧、高碳酸钠血症、术中同时应用去甲肾上腺素或拟胆碱药物、局部过冷或过热的刺激等均可诱发OCR。
>
> （2）OCR多发生于儿童，其迷走神经活动占优势，年龄越小、发病率越高。小儿的心排出量存在心率依赖性，故小儿的心动过缓较心动过速对机体影响更大。尤其在迷走神经兴奋较成人高的小儿中，交感神经发育不完全，容易导致明显的迷走神经反射亢进。

矫正方法

术前需认真准备，做心电图等各项检查，安定患者情绪，消除恐惧。术中操作细致，避免过重或持续性压迫眼球，处理眼肌、眶脂、眶隔时动作轻巧，不能"深掏强拉"。对年龄较高且合并有全身性疾病者，如糖尿病、高血压及心血管疾病等，应进行术中监测。

（1）一旦可疑或发生OCR：应立即停止一切操作，观察患者脉搏、呼吸，特别注意心律，安慰患者消除恐惧心理，待症状消失，心律正常后再进行手术。

（2）病情不见好转或进一步发展应立即给予阿托品肌注或静注（儿童0.01mg/kg，成人0.5mg/次）经处理后一般都会很快恢复正常，并争取尽快完成手术。

注：因眼心反射的传出神经为迷走神经，阿托品有阻断副交感节后胆碱能神经兴奋的作用，即解除迷走神经对心脏的抑制，从而使心率加快。

（3）若病情不好转，患者不能耐受坚持手术：手术刚开始者，可停止手术；手术进行一部分者，无法终止，应请麻醉医师在心电监护的配合下，待症状好转后尽快完成手术。

（4）若心跳突然停止者：除静脉注射阿托品外，应立即进行人工呼吸、心外按摩、插管给氧或心内注射等急救措施，并迅速请相关科室医生共同参与抢救。

> **补充**
>
> （1）眼-呕吐发射（oculo-emeticreflex，OER）是触发术后恶心呕吐的主要因素，其原因可能是OCR和OER拥有共同的传入和传出神经弧。有学者研究显示，术后较高的恶心、呕吐发生率与术中迷走神经反射率成正比，降低迷走神经反射可降低术后恶心、呕吐的发生率。
>
> （2）眼肺反射（oculorespiratory，ORR）表现为呼吸频率减慢，幅度增大，呼气延长。与OCR相同的是，ORR也是牵拉眼外肌引起的，但不同的是，ORR并不表现为迷走性，用来预防OCR的阿托品实际上可以加重ORR的发生。

第二篇

SECOND PART

鼻部
NOSE

第一节 假体植入后偏曲

假体隆鼻术是较流行的美容手术，其并发症各有不同，而假体偏斜是导致手术失败的原因之一（图2-1-1）。

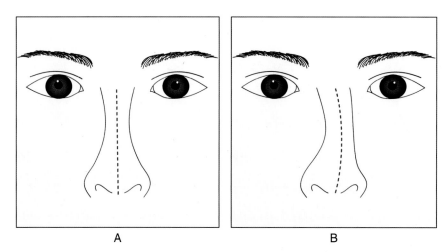

图 2-1-1 （A）正常隆鼻外观。（B）假体植入后鼻背偏曲外观

原因分析

原因一： 置放腔的分离不均匀。

注：传统的鼻翼缘小切口隆鼻术通常是经单侧切口以闭合入路分离的，由于术式自身的限制，剥离时常形成不对称的腔隙，从而导致隆鼻支架偏斜，如采用右侧鼻孔边缘切口分离腔隙时，假体下端易斜向右侧，上端斜向左侧（图2-1-2）。

原因二： 鼻背腔隙比植入假体小，术后腔隙内肿胀、瘢痕牵拉或皮肤力量回缩，压迫假体导致假体偏曲（图2-1-3）。

原因三： 植入的肋软骨支架属于游离移植，植入时间过长后，由于骨或软骨中的纤维变形及重新排列，有些支架的硬度并未改变但可出现支架的弯曲，有的弯曲非常明显，有的则表现非常缓慢。

图 2-1-2 通过鼻翼缘小切口隆鼻常出现置入腔分离不均匀，蓝色区域的腔隙常剥离欠佳

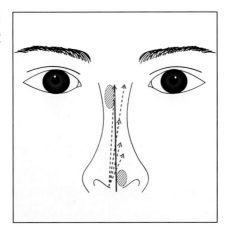

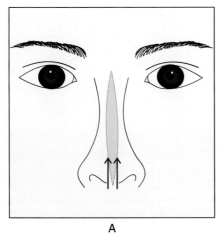

A

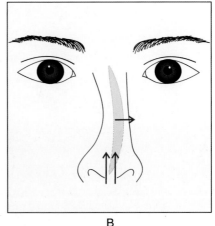

B

图 2-1-3 鼻背皮肤力量回缩，压迫假体导致假体偏曲

原因四：植入假体前没有矫正扭曲或偏斜的鼻背。在鼻背高度不足时，鼻子本身歪斜并不会很明显，但是植入假体以后，歪斜的鼻背就会很明显。

原因五：支架的鼻骨面没有雕刻成凹槽状，或支架明显与鼻骨贴附不良，极易摆动。

原因六：隆鼻支架成形不良，支架本身存在弯曲。

矫正方法

对于轻度的假体支架偏曲，可于术后早期指导受术者做逆向推挤，配合使用鼻夹，可达到一定的矫正效果。对明显的支架偏曲，或术后半年以上时间仍有支架偏曲，只能再次进行手术矫正。

（1）判断假体的植入层次是否在骨膜下，如术前存在假体漂浮，晃动鼻头部假体时鼻根处假体晃动，则假体植入的层次位于骨膜以浅。

（2）采用鼻小柱倒"V"形切口切开皮肤及皮下组织，去除原手术瘢痕，掀起皮瓣。

（3）如为L形假体，则于假体表面进行分离；如为柳叶形假体，则在内侧脚软骨表面向上分离至假体后，再沿假体表面分离（图2-1-4）。

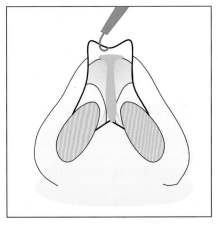

图2-1-4　掀起鼻小柱皮瓣，于假体表面或软骨表面进行分离

（4）将假体取出（图2-1-5）。如假体植入层次为骨膜下，则去除假体深面包膜。如植入层次未在骨膜下而位于骨膜以浅，则于键石区重新分离至骨膜下，于骨膜下分离腔隙确保假体与粗糙的鼻骨相接触，以避免术后假体滑动。

注：

（1）硅胶假体长期植入后可形成包膜，当前次手术植入假体于骨膜下时，取出假体后，其深面的包膜一定要去除，这样才能让新的移植物与鼻骨牢固接触。

（2）如前次手术假体为膨体或肋软骨，则无包膜形成。

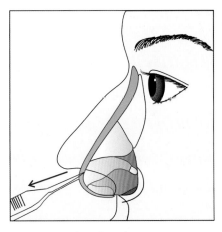

图2-1-5　将假体取出

（5）如果鼻中隔或鼻骨有偏斜，需通过歪鼻矫正术予以矫正。

注：

（1）如鼻中隔存在偏曲，则于鼻中隔软骨膜下分离鼻中隔软骨，分离上外侧软骨与鼻中隔连接，广泛松解附着于鼻中隔上的软组织以去除外来的变形力，如存在鼻中隔软骨本身存在弯曲，可通过保留鼻中隔软骨L形支架，做软骨划痕、鼻中隔撑开移植物、不对称缝合技术等矫正鼻中隔的偏曲。并将鼻中隔尾侧居中固定在鼻棘中线骨膜上（图2-1-6）。

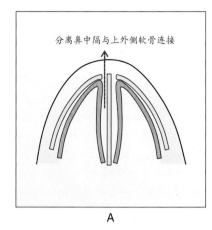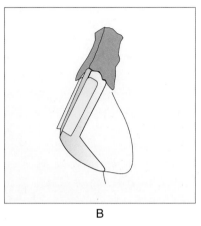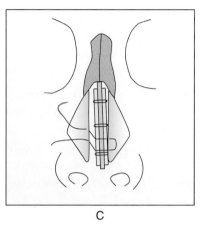

图2-1-6 （A）分离鼻中隔。（B）植入鼻中隔撑开移植物矫正鼻中隔偏曲。（C）如鼻中隔仍偏离中线，可采用不对称缝合技术

（2）不对称缝合技术（鼻中隔旋转缝合）：于需要偏斜指向的一侧，以缝线在更靠近尾侧的位置穿过上外侧软骨，再穿过撑开移植物和鼻中隔，到对侧上外侧软骨靠头侧端的位置，行褥式缝合。即在偏斜的一面，缝线更靠近尾侧，另一面靠近头侧，在逐渐收紧缝线的过程中，可将鼻中隔旋转回中线上（图2-1-6C）。

（3）如鼻骨存在偏斜，可采用中央不对称截骨及外侧截骨来矫正（图2-1-7）。

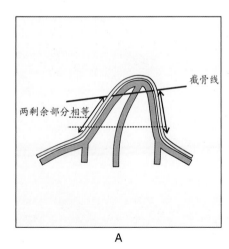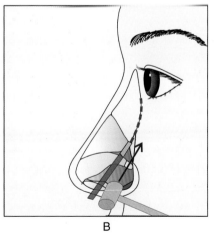

图2-1-7 （A）中央不对称截骨。（B）外侧截骨

（6）于鼻背植入新的柳叶形假体或肋软骨移植物，移植物尾侧缝合固定于鼻中隔或上外侧软骨上以预防假体移动。鼻小柱、鼻尖采用自体软骨移植物进行支撑和修饰（图2-1-8）。如果皮肤过薄，可应用筋膜或软骨膜覆盖软骨以避免软骨轮廓显形。

注：如鼻尖皮肤回缩明显，在无张力下较影响鼻外形，可使用肋软骨移植物搭建鼻尖支架，以减少皮肤回缩力对鼻背移植物的影响。

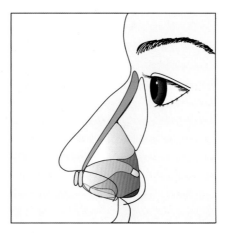

图 2-1-8　植入新的柳叶形假体或肋软骨

（7）缝合皮肤。

（8）使用无菌胶带和外夹板固定外鼻，进而消除无效腔，减少急性炎症期水肿。

注：胶带和夹板使用方法：包扎前裁剪与鼻背相应大小的无菌纱布垫于鼻背中线，以防止胶带对皮肤造成的损伤并避免取下夹板和胶带时皮肤与鼻拱支架分离。先使用防过敏胶带进行头端、尾端的固定。再用防过敏胶带进行两侧的交叉固定。之后由尾侧向头端进行叠瓦状固定。粘贴好胶带后轻轻挤出手术腔隙内的积血，以减少术后过度肿胀。最后将铝塑板轻微对折，使折线与鼻背中线对合准确，轻压下夹板两侧，使其与鼻背包扎物完全贴合。

假体植入后外露

假体外露是隆鼻术后严重的并发症，既影响容貌外观又容易导致感染，假体外露常见于人造物质的隆鼻支架。假体外露的部位可位于鼻尖、膜性鼻中隔、鼻孔边缘的切口，甚至鼻背。一旦有隆鼻支架外露应尽早进行手术处理。

原因分析

原因一：植入假体过大或假体向下移位，使局部张力过大，逐渐引起皮肤菲薄而发生假体外露（图2-2-1）。

注：用L形假体的短臂来延长鼻小柱时，可增加鼻尖和切口部皮肤的张力，易使鼻尖皮肤过薄和破溃；假体雕刻过长可增加鼻尖部皮肤张力，植入假体后组织回弹，增加皮肤破溃或假体偏曲的可能性。

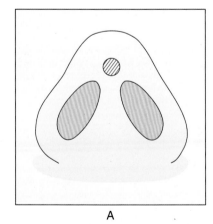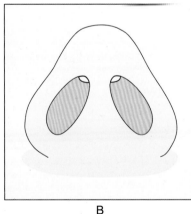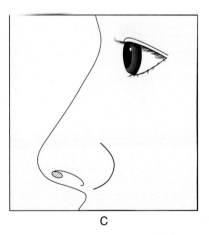

A   B   C

图2-2-1 （A）假体下移或鼻尖张力过大导致鼻尖处假体外露。（B）传统L形假体的鼻背、鼻尖过渡区过宽，导致膜性鼻中隔处假体外露。（C）假体过长、张力过大，导致切口处不愈合，假体外露

原因二：手术中分离层次过于表浅或去除过多组织，导致假体外的皮肤组织过薄；或假体雕刻过厚，局部皮肤张力变大影响血供，导致假体外露（图2-2-2）。

注：隆鼻支架腔隙分离，应尽量贴近鼻骨的骨和软骨表面进行，使支架表面有充足的软组织覆盖，勿分离过浅，避免支架表面皮肤过薄。

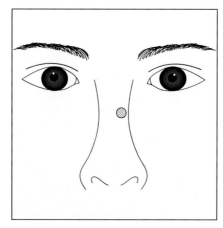

图 2-2-2　键石区鼻背皮肤较薄，如植入层次浅或假体雕刻过厚，影响局部血供，可导致皮肤破溃，假体外露

原因三：机体对人造物质隆鼻支架的排斥反应，发生持续的变态反应，多见于硅胶假体，在鼻尖受力部位或切口处皮肤红肿，长期不消退，间断皮肤破溃，浆液性液体流出，细菌培养常呈阴性。局部治疗或全身抗感染治疗后好转，但病程反复发作，经久不愈，久而久之，鼻部皮肤不断变薄，最终受力最大处假体穿出。

注：应避免假体吸附灰尘、滑石粉、纱布等异物，尽量减少引起排斥反应的环节。可移植耳廓软骨到鼻尖部，将其移植物修剪成帽状置于鼻尖假体表面，减少鼻尖部的排斥反应，可减轻鼻尖部的皮肤压强，保护鼻尖部皮肤。

原因四：术后感染，出现红肿、肿胀，疼痛明显，有分泌物流出，细菌检查阳性，提示有感染发生。如感染控制不佳且未取出假体，最终假体穿出的可能性很大。

注：

（1）假体植入时需植入骨膜下层，骨膜本身就是一种屏障，可减少感染的发生。

（2）局部化脓性感染处理不及时可继发感染性穿孔，穿孔部位除鼻尖多发外，也可发生在鼻前庭、鼻小柱，偶见于鼻根部。

原因五：隆鼻术后鼻部受到暴力撞击，亦是皮肤穿孔、支架外露的一个诱因，可加速支架外露的进程。

注：隆鼻支架外露首先表现为该部位的皮肤过薄，有的可透过皮肤看到皮下的硅胶支架，若受到外力撞击，极易导致该部位皮肤破裂而使假体外露。

矫正方法

对隆鼻后出现支架外露前兆的患者，如皮肤菲薄或透过皮肤可看到皮下假体，可取出假体或调整植入腔隙于骨膜下层次，同时缩小、缩短隆鼻假体，使隆鼻切口在无张力下缝合。

对隆鼻后出现排斥反应的患者，应及时取出假体，无论伤口有无细菌感染，均需使用抗生素冲洗腔隙，防止伤口合并细菌感染。出现伤口肉芽肿者，应清除肉芽组织并留置引流。

对隆鼻后合并感染的患者，可静滴抗生素1~2周，并用碘伏冲洗，如果感染得不到控制，需将假体连同其包膜和肉芽组织一并去除。如植入物为膨体，由于膨体孔隙的原因（细菌可进入，巨噬细胞无法进入），抗炎药物无效，应尽快取出假体，否则感染不能控制。

对已有支架外露的患者，应尽快取出假体，将外露部皮下组织适当修整后稀疏缝合，缝合勿过紧密，否则不利引流，当外露部组织缺损较多，直接缝合有张力时，可旷置外露部不予缝合，给予局部清洁、换药，待肉芽组织生长愈合，半年后做局部瘢痕修复。

（1）采用开放式入路施行，沿原切口瘢痕切开，掀起皮瓣。

（2）如为硅胶假体，则取出假体后剥离包膜。如为膨体，则因组织粘连重，需小心进行假体表面的剥离，防止损伤外覆的皮肤而出现穿孔。

（3）去除腔隙内感染坏死的组织及肉芽组织。

（4）使用抗生素盐水、稀释碘伏、生理盐水冲洗腔隙。

（5）适当修整外露处皮肤后予以缝合，缝合留有间隙，利于引流，如穿孔位置较大，缝合困难，则予以旷置，予以局部换药，待愈合后再修复瘢痕。

（6）缝合关闭鼻小柱切口。

假体植入后感染

隆鼻假体常采用硅胶及膨体材料，膨体材料较易出现感染，但无论选择何种置入材料，均可能出现感染问题。

1.膨体材料特性

膨体聚四氟乙烯（e-PTFE）是一种新型的医用高分子材料，具有微细纤维连接而形成的网状结构。可以诱导自身组织细胞向内生长。与硅胶假体隆鼻手术相比，具有外观逼真自然，假体不移位，并发症少等优点。但是，膨体的多孔结构也导致术后更容易发生感染，其微孔直径为 10~30μm，植入体内后成纤维细胞和毛细血管长入材料孔隙内部，使植入物与自体组织融合紧密，因此远期外露和移位的发生率低，然而这样的孔隙大小也阻挡了平均直径为 50μm 的巨噬细胞进入 e-PTFE内部发挥免疫作用，迁移至植入物内部的细菌可以不断繁殖生长，引起感染迁延不愈。

2.膨体预防感染方法

（1）最大限度减少膨体在空气中的暴露时间。

（2）根据需要，雕刻柳叶形膨体鼻背移植物，膨体大小应适宜，避免植入膨体后组织张力过大。

（3）将雕刻好的膨体置于 20mL 注射器中，在抗生素盐水中通过反复正负压，将膨体浅层微孔内的空气置换成抗生素盐水。处理完毕后，将其置于含稀释碘伏液的 20mL 注射器中浸泡备用，注射器封闭处理，在将膨体植入患者鼻部之前，尽量不使其与外界发生接触。

（4）膨体植入时，如果使用镊子或钳子，会由于膨体被压缩、屈曲而出现无效腔，增加感染的可能性，可使用牵拉技术或膨体植入钳，以防膨体压缩（图2-3-1）。

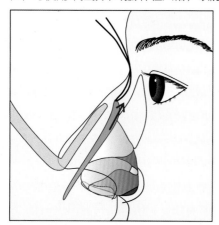

图 2-3-1 缝线牵拉技术

原因分析

原因一：无菌操作不严，如假体植入前未经生理盐水冲洗，或者植入时手套上含有滑石粉或棉纱黏附。

原因二：鼻部毛孔粗大或皮脂分泌过盛的患者，术后容易发生局部毛囊炎，可能会导致皮肤深部的植入体发生感染，增加术后发生感染的风险；此外鼻部毛孔粗大的患者，外界病菌更容易通过毛孔进入皮肤里，在一定程度上增加术后感染的发生率。

注：对于存在鼻部毛囊炎的患者可暂缓手术，若患者要求强烈，则需经皮肤科多次深层毛孔清洁后，再安排手术，最大限度降低术后感染的发生率。

原因三：鼻尖使用异体材料，柳叶形假体移植物的尾侧应终止于鼻翼软骨穹隆部的头侧端（图2-3-2），不建议通过将假体覆盖在鼻翼软骨穹隆部之上而增加鼻尖突出度，其不但影响鼻尖表现点的形态，也增加术后远期感染的发生率。

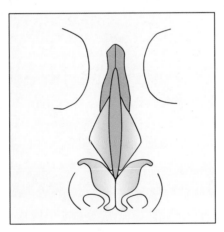

图 2-3-2　柳叶形假体移植物的尾侧应
终止于鼻翼软骨穹隆部的头侧端

原因四：假体雕刻修剪不理想，若假体未按照鼻部美学曲线特点及患者具体情况进行雕刻修剪，可能会导致植入后的假体与鼻腔残留无效腔，术后易产生积血或者积液，进而增加感染的发生率。

原因五：局部组织张力过大，因鼻部皮肤相对较薄，易出现局部组织慢性缺血，进而发生无菌性炎性反应，增加术后感染的发生风险。

原因六：鼻翼软骨的处理。在手术过程中常将患者鼻翼软骨外侧角及穹隆部与其腹侧的鼻黏膜进行分离，此过程可方便对宽大的鼻翼软骨部分进行切除，以在一定程度上缩小鼻尖，但此过程可能会损伤鼻腔黏膜，进而增加感染的风险。

原因七： 术后不少患者会不自主抠挖鼻腔，这可能会对鼻前庭黏膜造成一定损伤，导致局部黏膜感染及破损。

矫正方法

如植入物为硅胶假体，可尝试应用抗生素治疗1~2周并用碘伏冲洗，如感染还得不到控制，则将假体连同包膜、肉芽组织一并去除，并留置引流。如植入物为膨体，则应立即取出假体，并留置引流。

注：

（1）取出假体后应间隔至少6个月以上再施行二次手术。

（2）利用自体组织进行二次手术时，可以在感染控制后、未出现过多的皮肤挛缩前施行。

（1）采用开放式手术切口（鼻小柱倒V形切口），掀起鼻小柱处的皮瓣。

（2）如为硅胶假体，则将硅胶假体完整取出，如已形成包膜，则将包膜一并剔除。

（3）如为膨体植入物，则将小心剥离膨体周边，以防皮肤过薄、破损。

注：与硅胶相比，膨体不容易被取出，膨体取出术的要领是将膨体与周围组织的粘连分离，为了使分离更为方便，注射局部麻醉药使用水压分离技术：将针头置于组织和假体间，加压注射麻药，形成水压分离，除鼻骨接触面外，在膨体的各表面均施行水压分离技术。注射后于膨体表面仔细分离周围组织，与鼻骨的接触面使用鼻骨剥离子分离。

（4）检查并去除术区感染的组织，如形成的肉芽组织、帽状软骨移植物等。

（5）使用抗生素盐水、稀释碘伏、生理盐水冲洗腔隙，留置引流（24h）。

（6）缝合皮肤，鼻腔内涂抹抗菌软膏，碘仿纱条进行鼻腔填塞（48h）。

注：

（1）术后最常引起皮肤和软组织感染的细菌是金黄色葡萄球菌，其大多数对头孢菌素敏感，对于难治性感染则需用喹诺酮类或其他可覆盖革兰阴性菌及铜绿假单胞菌的抗生素。

（2）取脓性分泌物或组织液送检行细菌培养和药物敏感实验，对术后选用抗生素有指导意义。

假体植入后晃动

通常情况下，鼻根部假体被鼻骨骨膜束缚，移动度小，而一些情况下，可出现假体整体的晃动，在揉捏鼻尖时即有鼻根部假体的摆动，甚至表情丰富时也有假体的摆动，需手术调整假体使其处于稳固的位置（图2-4-1）。

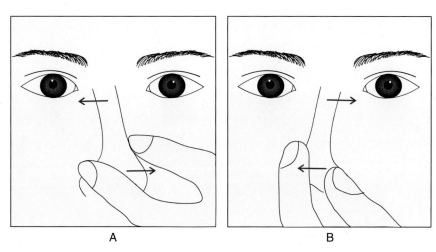

图 2-4-1 揉捏鼻尖时鼻根部假体摆动

原因分析

原因一：将假体放在骨膜深层，可限制隆鼻支架的移动，而假体晃动最常见的原因是术中未将假体放置在骨膜下，或术中将骨膜分离破碎，可导致假体移动。

原因二：假体的塑形不好，顶端翘起（图2-4-2）或未在假体的鼻背接触面雕塑成凹形的槽，以使假体与鼻背各结构不能相对镶嵌固定。

原因三：术后过度活动假体，或假体受到外力的撞击移动，致使假体周围腔隙变大，而导致假体晃动、移动。

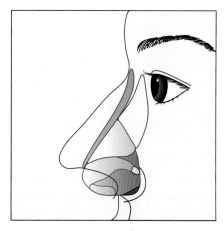

图 2-4-2　假体支架在鼻根处翘起

矫正方法

　　若鼻骨骨膜完整，可在取出隆鼻支架的同时，再在鼻骨骨膜下紧贴鼻骨表面分离，形成新的隆鼻支架放置腔，但因原有的支架放置腔隙光滑，阻力小，术中易将鼻假体再植入原先的腔隙，应使支架确实进入新形成的腔道，不要误入旧腔隙。**若鼻骨骨膜已欠完整**，植入支架后移动度仍同术前，无固定感，则应二期再植入假体，待原有的放置腔隙完全闭合后再植入隆鼻支架。

　　（1）采用鼻小柱倒V形切口，沿原切口瘢痕切开，掀起皮瓣。
　　（2）将假体支架取出。
　　（3）于骨膜下紧贴鼻骨分离新的假体植入腔隙（图2-4-3）。

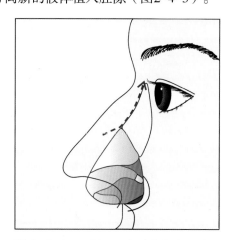

图 2-4-3　于键石区紧贴鼻骨在骨膜下层分离腔隙

　　（4）雕刻新的假体。

注：雕刻假体注意事项

（1）西方人一般以重睑皱襞水平为假体的鼻根部起始点，亚洲人应以睑缘或瞳孔上缘为基准。额部突出的患者可以适当调高起始点，额部低平的患者要适当调低起始点。

（2）假体的末端不要达到鼻尖部，应止于鼻尖上小叶（鼻翼软骨穹隆部的头侧端）（图2-4-4）。

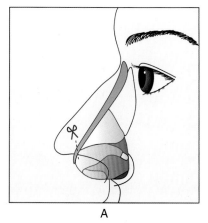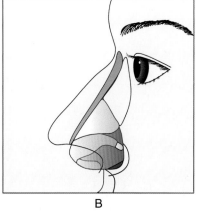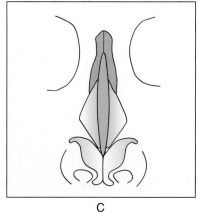

A　　　　　　　　　B　　　　　　　　　C

图2-4-4　修剪柳叶形假体止于鼻尖上小叶（鼻翼软骨穹隆部头侧端）

（3）假体宽度为8~12mm，根据鼻骨宽度略有差异，宽度设计好后还需注意假体的倾斜度，以形成良好的过渡。

（4）将假体的底部雕刻成有曲线的凹槽，凹槽要与鼻骨相吻合，以减少假体移位。

（5）将假体置入腔隙，由于鼻背的皮肤面和鼻骨面的外形不同，当按照皮肤面进行雕刻时，会出现假体的不完全匹配。标记不匹配的位置，进一步雕刻假体。

（6）有些医生会为了防止假体滑动在假体侧面做划痕或假体贯穿钻孔，但这为若干年后出现自发性血肿埋下隐患。同时，在假体侧面做划痕，可导致形成的包膜不均，包膜收缩时存在假体扭曲的可能（图2-4-5）。

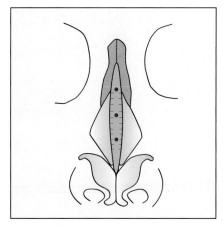

图2-4-5　在假体侧面做划痕或假体贯穿钻孔

（5）将新的隆鼻支架植入新腔隙内，使之与鼻骨贴附良好。

注：

（1）若晃动鼻尖时鼻根假体晃动，则说明固定不牢固，应将假体取出，待二期植入假体。

（2）相比于硅胶假体，膨体与鼻骨接触紧密，又因组织长入假体致使假体移动减少，因此可应用膨体替代硅胶来矫正假体的不稳定。

（6）植入鼻小柱支撑软骨移植物、鼻尖修饰软骨移植物等。

（7）缝合皮肤。

挛缩鼻和短鼻

挛缩鼻和短鼻是指鼻整形术后瘢痕组织或包膜引起收缩导致鼻内部和外形改变的状态。随着挛缩的发展，柔软的鼻尖变得僵硬，形成所谓的"狮子鼻"。这种鼻子的特点是鼻长度缩短，正面观上鼻孔夸张。侧面观可见鼻尖朝头侧旋转，鼻唇角变钝（图2-5-1）。当取出假体后，鼻额角加深，会使鼻子显得更短。

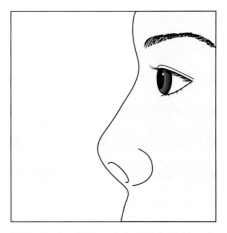

图2-5-1 短鼻，鼻尖朝头侧旋转，鼻唇角变钝

原因分析

原因一：硅胶假体周围的包膜挛缩。

注：有些患者在隆鼻术后可能会对所使用的材料产生免疫反应，出现较厚的包膜和皮下瘢痕，而瘢痕不但会严重影响皮肤的弹性，还会因向心性挛缩，对软骨支架尤其是下外侧软骨产生向上的牵拉，从而使鼻尖、鼻翼缘上移，出现短鼻畸形，同时合并鼻翼缘退缩。

原因二：多次鼻整形引起的瘢痕挛缩。

原因三：初次鼻整形术中对鼻中隔过度操作，导致鼻部支撑结构塌陷。

原因四：移植物长期压迫导致下外侧软骨坏死。

原因五：术后感染。

注：感染可导致局部的瘢痕产生，在取出假体后，瘢痕仍可持续挛缩，引发畸形产生。

矫正方法

手术的目的是让鼻尖表现点向尾侧旋转，可以通过植入鼻中隔延伸移植物，并在延伸移植物上重新调整下外侧软骨的位置来实现。为使鼻尖向尾侧旋转而不降低突出度，需要强有力的结构支撑来加强和延长鼻尖"三脚架"的全部3条腿（图2-5-2），同时需要松解瘢痕及包膜、延长鼻腔衬里等。

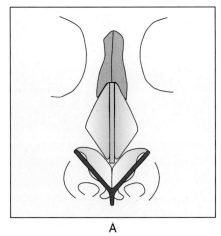
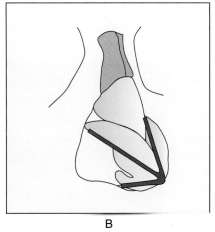

A   B

图2-5-2 鼻尖"三脚架"，由下外侧软骨两侧外侧脚及内侧脚组成

（1）采用开放式入路施行，在鼻小柱最窄的部位设计倒V形切口，鼻小柱有手术瘢痕时，沿原切口瘢痕切开，鼻腔内两侧的切口沿下外侧软骨的尾侧缘切开。

注：

（1）有时，因鼻小柱的原切口设计不合理，需要在原切口下方切开时，应注意两次切口间的组织可能坏死，最好是间隔1年以上再施行手术。

（2）鼻小柱的切口向两侧鼻腔内部延伸时，注意不要损伤鼻尖的软三角结构，直接切开软三角会导致开槽畸形、鼻孔不对称，所以应距离鼻翼边缘3mm以上切开，以免损伤软三角。

（2）掀开鼻小柱皮瓣，寻找下外侧软骨，手术分离平面定位于软骨膜表面。将皮肤软组织脱套，双齿拉钩向下方牵拉皮肤罩，明确皮肤软组织层次的瘢痕挛缩带，予以充分打断。如有假体，将假体取出。

注：在手术中，应注意适当去除或剪断硅胶包膜，在使用双齿拉钩向下牵拉的情况下，判断影响皮肤弹性和舒展的阻力来自何处，逐步松解瘢痕和去除包膜，以获得充分的皮肤软组织量。

（3）向尾侧牵拉下外侧软骨，向两侧分离显露下外侧软骨外侧脚。在软骨膜平面剔除软骨表面瘢痕，使软骨得以充分舒展。

注：下外侧软骨表面的瘢痕会限制软骨的舒展和塑形，应予以充分松解。

（4）将下外侧软骨从上外侧软骨剥离，充分地离断两个软骨间卷轴区的结缔组织和瘢痕组织，使下外侧软骨尽量远离上外侧软骨，鼻尖向下延伸活动度增大（图2-5-3）。

注：
（1）挛缩导致短鼻畸形时，膜性鼻中隔中的瘢痕组织也限制下外侧软骨的移动，充分剥离膜性鼻
隔的瘢痕组织，将有助于下外侧软骨的延长。
（2）支架结构是鼻子外形的结构基础。挛缩鼻患者的鼻部皮下瘢痕不但影响皮肤，还会包裹住软骨
结构，其持久的挛缩力量会导致软骨结构的变形，支撑力减弱，故支架结构的松解和加强是挛
缩鼻纠正的重点。
（3）上外侧和下外侧软骨之间卷轴区的瘢痕是导致鼻子缩短最为重要的原因，因此，对这个部位的
松解需予以最为充分的重视，在向下牵拉下外侧软骨时，判断挛缩带所处的位置，予以剪断，
使下外侧软骨获得充分释放，是鼻延长的基础。

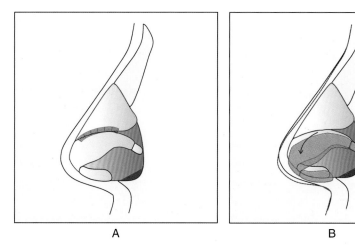

A   B

图2-5-3 去除卷轴区瘢痕挛缩使下外侧软骨尽量地远离上外侧软骨

（5）于外侧脚复合体部位切断附件软骨，有助于下外侧软骨的游离和延长。

（6）使用副肾盐水注射至鼻中隔及鼻中隔膜部，于下外侧软骨内侧脚间充分剥离膜性鼻中隔的瘢痕组织，并寻找鼻中隔前角，锐性剥离至鼻中隔软骨膜下，于软骨表面分离鼻中隔软骨，分离开上外侧软骨与鼻中隔间的连接，显露鼻中隔（图2-5-4）。

注：鼻中隔尾端及鼻中隔膜部是黏膜瘢痕挛缩的好发部位，是松解的重点部位，在松解时，应注意先使用副肾生理盐水注射，逐步将各个方向的挛缩带打断，注意预防黏膜的穿破。

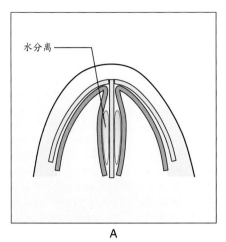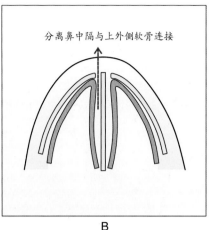

图2-5-4 分离鼻中隔。（A）使用副肾盐水注射至鼻中隔及鼻中隔膜部。（B）分离鼻中隔背侧与上外侧软骨连接

（7）取肋软骨或鼻中隔软骨搭建鼻中隔延伸移植物的支架。将延长型撑开移植物放置在鼻中隔背侧的两侧，鼻中隔尾侧延伸移植物放置在加长型撑开移植物之间，尾侧延伸移植物后半部分可抵在前鼻棘上，形成鼻中隔膜部的软骨支架。将支架缝合固定于鼻中隔上，移植物末端与下外侧软骨穹隆部固定（图2-5-5）。

注：

（1）鼻中隔软骨是鼻中隔延伸移植物的最佳选择，但大多数情况下，鼻中隔软骨的取材量不足，需要使用肋软骨。肋软骨可能会有卷曲，如无法选出较直的软骨移植物，则将两片弯曲的肋软骨片相对缝合以抵消其弯曲。

（2）鼻中隔延伸移植物对膜性中隔区域进行占位，加强该处的支撑力，使下外侧软骨向尾端移位，并阻挡其回缩，从而进行延长操作。

（3）支架结构加强的本质实际上是鼻中隔膜部的软骨化。

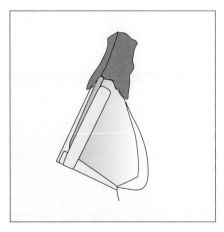

图2-5-5 搭建肋软骨支架

（8）缝合上外侧软骨与鼻中隔背侧。

（9）如鼻背高度不足，则植入隆鼻移植物填充鼻背。

注：当矫正鼻背凹陷时，鼻部视觉上可看起来更长。且鼻背移植物可实现骨性鼻背到软骨性鼻背的平滑过渡，并抬高鼻尖。鼻背移植物的填充要以经鼻小柱无张力缝合为度。

（10）应用外侧脚盖板移植物加强薄弱的外侧脚，在防止鼻尖回缩的同时可在一定程度上矫正鼻翼退缩。亦可同时使用鼻翼缘轮廓线移植物矫正鼻翼退缩并使鼻尖到鼻翼缘延续得顺滑自然（图2-5-6）。

注：放置较长的外侧脚支撑移植物在皮肤厚的亚洲人中并不那么有效。僵硬而无弹性的皮肤软组织罩，以及前庭皮肤缺损是限制鼻翼缘降低最常见的因素，可用来自耳甲艇的皮肤软骨组织移植物，来填充延长后的皮肤软组织罩和缺损的前庭黏膜之间的间隙，并降低鼻翼缘。

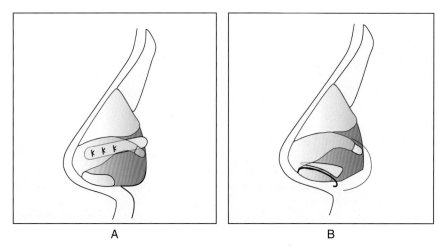

图 2-5-6 （A）外侧脚移植物。（B）鼻翼缘移植物

（11）鼻尖处使用多层软骨移植以延长鼻部（图2-5-7）。

注：鼻尖移植物的使用，可使术后效果得以提升，不但增加鼻尖突出度，还可将移植物向尾端移动，进一步加强延长效果。

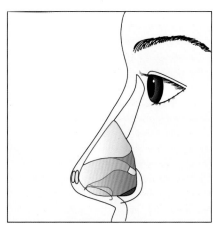

图 2-5-7 鼻尖软骨移植物

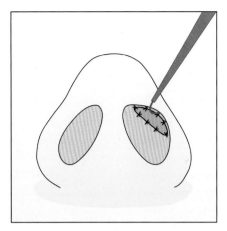

图 2-5-8 鼻前庭可使用耳廓复合组织
移植

（12）如鼻腔黏膜衬里不足，可取耳甲艇皮肤软骨复合组织瓣移植，以填充被延长的皮肤软组织罩和前庭黏膜之间的间隙（图2-5-8）。

注：当被拉长的皮肤和前庭不能被即刻缝合时，可在耳甲艇采集皮肤软骨复合移植物，将该移植物填入二者之间的间隙内，特别是软组织三角处。

（13）缝合皮肤。

鼻翼基底过宽

鼻部是一个锥形器官，鼻基底面宽度应等于或稍大于内眦间距（图2-6-1）。

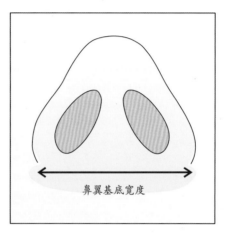

图 2-6-1　鼻翼基底宽度，应等于或稍大于内眦间距

原因分析

原因一：鼻翼肥大缩小术切除过多导致鼻基底相对过宽且伴有鼻翼弧度改变。

原因二：先天性鼻基底过宽未予矫正。

注：鼻翼基底过宽与鼻翼肥大的矫正要采用不同的术式，常有不熟悉的医生将其误解而没有解决鼻翼基底过宽的问题。

矫正方法

通过鼻翼基底释放，并以永久的鼻翼间缝合将鼻翼内移，达到鼻基底缩窄的目的。

（1）通过龈颊沟切口于梨状孔边缘0.5~1.0cm的骨膜表面以骨膜剥离子进行广泛的游离，松解鼻翼组织与梨状孔边缘的联系（图2-6-2）。

注：早期手术单纯采用双侧鼻底皮肤收紧鼻基底缩小术，但因术后复发率过高和手术瘢痕而废弃。有学者通过解剖发现梨状孔周围骨膜上存在致密的筋膜系统，充分松解后可获得鼻基底较充分的活动度。

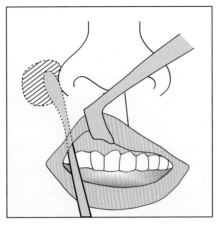

图 2-6-2　于口内切口松解鼻翼组织与梨状孔边缘的联系

（2）设计切口，并进行鼻翼间皮下缝合，缝合时挂带切口外侧鼻翼处组织，以达到确实缩鼻翼效果（图2-6-3）。

注：鼻翼基底缩窄范围较大，为防止皮肤褶皱，可辅以梭形内切口去除部分鼻前庭多余组织。

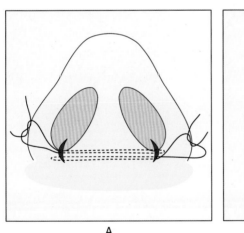 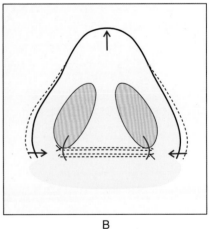

A　　　　　　　　　　　B

图 2-6-3　（A）鼻翼间皮下缝合。（B）缝合后

（3）缝合皮肤。

鼻翼缘与鼻小柱在正面观时应形似平缓飞行的海鸥翅膀（图2-7-1），当鼻翼缘向头侧凹入正常解剖位置时，诊断为鼻翼退缩，此时鼻翼缘至鼻孔纵轴的垂直距离超过 2 mm，如振翅飞翔的海鸥。由于鼻翼缘上移，导致鼻孔暴露过多，鼻毛外露，侧面观及斜侧面观时尤其明显。

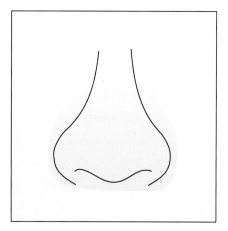

图 2-7-1　理想的鼻翼缘与鼻小柱在正面观时应形似平缓飞行的海鸥翅膀

注：

（1）在侧面观时，美观的鼻孔形态形似椭圆形，经过椭圆形的最前点和最后点所画的直线为其长轴，并将其分为上下两部分，正常情况的鼻翼−鼻小柱关系中，鼻小柱缘或鼻翼缘到鼻孔长轴的距离应为1~2mm。当鼻翼缘到鼻孔长轴的距离超过2mm，且长轴到鼻小柱缘的距离为1~2mm（正常范围）时则定义为鼻翼退缩（图2-7-2）。

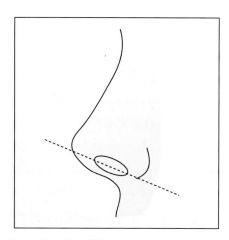

图 2-7-2　美观的鼻孔形态形似椭圆形，经其长轴可分为上下两部分

（2）鼻翼切迹是指局限于一个点或凹口的鼻翼退缩，鼻翼缘有切迹的部分紧邻外侧脚前方尾侧缘。

原因分析

原因一： 下外侧软骨外侧脚头侧部分的过度削弱或切除，导致下外侧软骨向头侧旋转（图2-7-3）。

注：在修剪外侧脚头侧以改善鼻头肥大并彰显鼻尖时，常常使下外侧软骨变得薄弱，初次手术时，
　　通常建议保留5~6mm宽度的鼻翼缘软骨条。若剩下的外侧脚薄弱，则多会伴有鼻翼退缩。

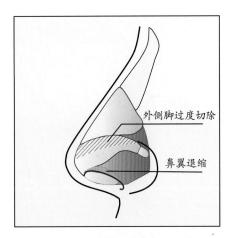

图 2-7-3　下外侧软骨外侧脚头侧部分
的过度切除导致的鼻翼退缩

原因二： 外侧脚跨越缝合将外侧脚头侧面连接至鼻中隔的背侧，可辅助调整鼻尖旋转度。但
是，这种缝合会使外侧脚向内侧和头侧移位，削弱了其对鼻翼缘的支撑作用，从而导致鼻翼退缩
（图2-7-4）。

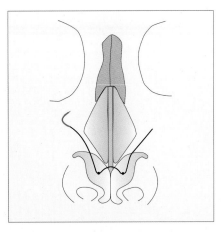

图 2-7-4　外侧脚跨越缝合，使内侧脚
向内侧和头侧移位

原因三：前庭皮肤瘢痕挛缩。

注：鼻翼缘及软组织三角处皮下组织薄的患者若前次手术中未能提供额外的支撑，则更容易出现鼻前庭皮肤瘢痕挛缩，因此此类患者在手术时需要在鼻翼缘以软骨移植物形成的非解剖支撑物进行支撑以避免出现鼻翼退缩。

原因四：患者本身下外侧软骨外侧脚向头侧异位，使下外侧软骨的头侧和尾侧处于相对于水平面更垂直的位置，对鼻翼缘的支撑差。

矫正方法

轻度的鼻翼缘退缩可以放置鼻翼缘轮廓线移植物进行矫正。中重度的鼻翼缘退缩，需放置外侧脚支撑移植物将鼻翼缘向尾侧推，并可同时使用鼻翼缘轮廓线移植物。如果鼻前庭衬里不足可应用耳甲腔皮肤软骨复合移植物填充鼻前庭衬里的缺损。

注：鼻翼退缩分度：

轻度鼻翼退缩：鼻翼缘皮肤弹性好，皮肤组织和衬里无缺损，退缩距离在1mm以内。

中度鼻翼退缩：鼻翼缘皮肤弹性较差，皮肤组织和衬里可能有轻微缺损，退缩距离在1~2mm。

重度鼻翼退缩：存在一定的鼻翼缘皮肤组织及衬里缺损，退缩距离在2mm以上。

（1）采用开放式入路施行，在鼻小柱最窄的部位设计倒V形切口，鼻小柱有手术瘢痕时，沿原切口瘢痕切开。鼻腔内两侧的切口沿鼻翼软骨的下缘切开。

（2）掀开鼻小柱皮瓣，于软骨膜表面分离，松解瘢痕挛缩。

（3）（中重度鼻翼退缩）沿下外侧软骨向外侧脚分离，并将外侧脚与附件软骨分离，将制备的下外侧软骨支撑移植物放置在外侧脚深方（图2-7-5）。

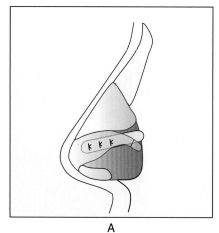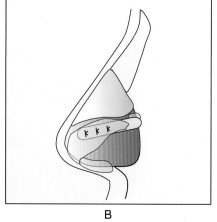

A   B

图2-7-5　外侧脚支撑移植物。（A）放置外侧脚支撑移植物。（B）如存在外侧脚头侧异位，则从附件软骨上离断外侧脚并将其向下复位

注：

（1）外侧脚支撑移植物需要充足且强力不易弯的软骨移植材料，其通过对鼻翼缘尾侧重新定位，将发生退缩的鼻翼向尾侧旋转，并可加强对外鼻阀的支撑。

（2）如果鼻翼退缩是由于外侧脚头侧异位造成，那么可从附件软骨上离断外侧脚并将其向下复位（图2-7-5B）。

（4）于鼻翼缘退缩处切口沿鼻翼缘皮肤下进行充分分离，形成囊袋腔隙，将鼻翼缘轮廓线移植物植入囊袋并保证软骨片在囊袋内充分舒展（图2-7-6）。

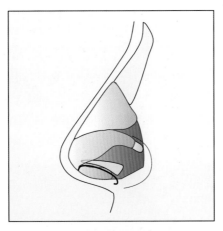

图2-7-6　鼻翼轮廓线移植物

注：通常鼻翼缘轮廓线移植物可用鼻中隔、耳软骨或肋软骨制成，厚度不超过1mm，宽约3mm，长度取决于鼻翼退缩程度，近侧端可固定于下外侧软骨的穹隆部，远侧端可近鼻翼面沟。如果鼻翼退缩累及软组织三角，则将鼻翼缘轮廓线移植物跨越软组织三角。亦可用鼻翼缘轮廓线移植物填满从外侧脚尾侧到鼻翼缘的整个区域，覆盖外侧脚未覆盖的结构薄弱区域。

（5）观察鼻前庭黏膜是否不足，如存在前庭黏膜量不足，则行耳廓皮肤软骨复合移植（图2-7-7）。

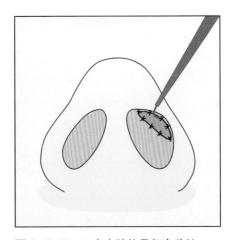

图2-7-7　耳廓皮肤软骨复合移植

注：

（1）手术在鼻前庭皮肤平行于鼻翼缘上方切开，游离鼻前庭皮肤使之向尾侧回缩，这样可降低鼻翼缘，将耳廓复合移植物修剪成梭形，缝合在缺损部位，通常使用的移植物比缺损大些，用以抵消不可预知的术后继发挛缩。

（2）若所需的鼻前庭衬里量较少时，从鼻基底切除的较厚的皮肤也可用于皮片移植。

（3）亦有学者采用V-Y推进的方式行鼻前庭黏膜不足的修复，设计切口时从鼻翼缘两端向头侧延伸，形成V形切口（图2-7-8）。

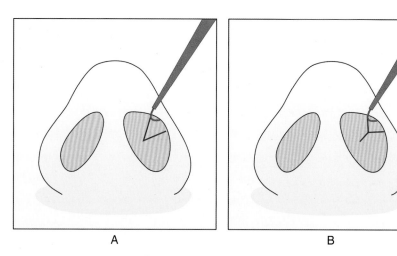

图2-7-8 采用V-Y推进方式行鼻黏膜不足的修复

（6）缝合皮肤。

鼻翼悬垂

侧面观鼻，正常情况下应可以看到一部分鼻孔，显露出来的鼻孔呈斜椭圆形。鼻翼悬垂时鼻翼缘到鼻孔长轴的距离变短，鼻孔的斜椭圆形弧线下陷，椭圆面积变小（图2-8-1）。

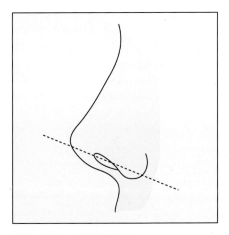

图2-8-1　鼻翼悬垂

注：鼻翼悬垂的分型：

鼻翼悬垂表现为鼻翼缘的位置过低。根据其悬垂的部位，可将鼻翼悬垂分为两类（图2-8-2）：

鼻翼缘悬垂： 鼻翼缘呈弧形下垂，但其鼻翼基底位置基本正常。若下垂严重，则鼻翼基底部常伴有一定程度的下垂，但下垂程度比鼻翼缘轻。

鼻翼基底悬垂： 鼻翼缘近鼻翼基底部分位置过低。

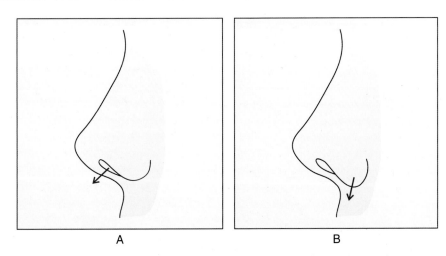

A　　　　　　　　　　　　　　B

图2-8-2　鼻翼悬垂分型。（A）鼻翼缘悬垂型。（B）鼻翼基底悬垂型

原因分析

原因一：先天鼻翼悬垂，鼻翼基底或前庭衬里切除不到位，术后遗留鼻翼悬垂。

原因二：鼻翼轮廓线移植物放置的位置或大小不合适。

矫正方法

治疗鼻翼悬垂的方法包括鼻翼前庭部分切除、鼻翼沟三角瓣法等。鼻前庭皮肤部分切除适合较轻的鼻翼悬垂治疗，表面不留瘢痕，但矫正幅度有限；鼻翼沟三角瓣法适合较重的鼻翼悬垂治疗，但术后可于面部留有L形瘢痕。对于前次手术放置鼻翼轮廓线移植物的患者，有可能是由于鼻翼轮廓线移植物放置的不合适造成的，行鼻翼悬垂矫正后如效果不佳，则需探查是否为鼻翼轮廓线移植物的问题，取出移植物，进行修剪或去除。

一、鼻翼前庭部分切除法

（1）设计切口线，在鼻翼缘内侧鼻前庭皮肤表面设计一个梭形切口，切口位置选择要依据悬垂最严重的部位而定，若鼻翼上部悬垂较重，切口应向上靠近鼻尖；若鼻翼下部悬垂较重，则切口应向下靠近鼻基底部或跨越鼻基底至鼻孔基底。切口下缘距鼻翼缘约1mm（图2-8-3）。

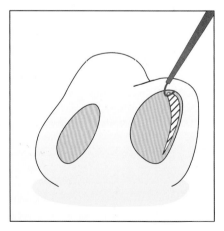

图2-8-3 设计鼻前庭切口线

注：
（1）切口最宽处应位于鼻翼悬垂最严重的地方。
（2）第一条切口线设计的位置要在鼻孔内前庭皮肤处，距鼻翼缘约1mm，在此位置设计切口的目的在于避免瘢痕外露于鼻孔，影响美观。于此处切除组织块，可有效地上提整个鼻翼组织，切口太过靠后，手术操作视野不佳，且上提组织为大块鼻翼而非鼻翼缘。

（3）应视鼻翼悬垂的程度成比例增加切除宽度，且切除的宽度应略大于上提的高度，但最宽不能超过3mm，其可以将悬垂的鼻翼缘提高2mm而不产生鼻翼缘的扭曲，若皮肤切除过多，可能导致鼻翼缘向鼻孔内卷曲的异常畸形。

（2）切除皮肤组织，沿设计切口线切开皮肤，切除设计区内的组织块，包括皮下脂肪层，但注意勿切穿鼻翼全层组织。

（3）缝合线从鼻翼悬垂最低点的切口外侧缘入针，将鼻翼缘的最低点向上提，使鼻翼内旋到适当位置，从另一侧切口出针打结（图2-8-4）。

注：缝合第一针时一定要对合固定鼻翼缘最下点，在缝合此点时，不一定要对位缝合，可错位缝合，使鼻翼在上提的同时稍向内收、内旋，以求达到最为完美的效果。

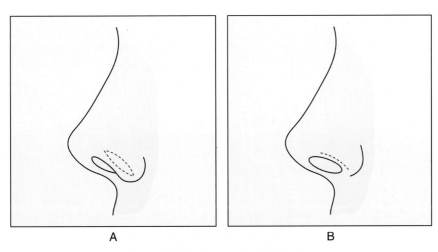

图2-8-4　（A）鼻前庭皮肤切除后创面。（B）缝合后

（4）对放置鼻翼轮廓线移植物的患者，如第一针缝合后矫正不明显，则沿切口取出鼻翼缘轮廓线移植物，予以修剪或去除。

二、鼻翼沟三角瓣切除法

（1）设计鼻翼沟切口，在切口线上端设计一个边长为鼻翼沟切口1/4的等腰三角形切除区，三角形底边的长度即为鼻翼要上抬的高度。底边的对角在鼻翼上（图2-8-5）。

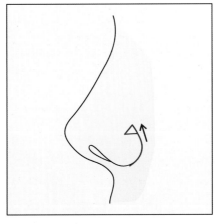

图2-8-5　鼻翼沟三角瓣切除的手术设计

注：

（1）鼻翼沟皮肤切除时需要注意血供的问题，鼻部皮肤软组织罩的主要血液供应来自鼻小柱动脉和鼻外侧动脉，如果初次鼻整形术中采用了经鼻小柱的开放性切口，则鼻小柱动脉已经遭到破坏，所以鼻外侧动脉的保护显得尤为重要，其走行于鼻翼沟头侧2~3mm处的皮下层。

（2）如果同期行鼻翼缩小术，则在手术前设计一条与鼻翼沟平行的月牙形切口线，切除的量要根据具体情况来定（图2-8-6）。

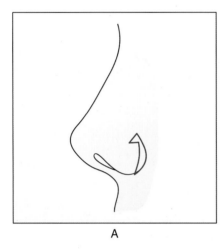 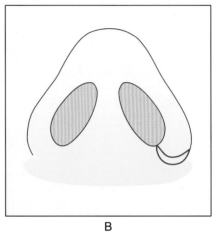

A   B

图2-8-6　同期行鼻翼缩小术的手术设计

（2）沿设计线切开皮肤，全层游离鼻翼复合体和切缘皮肤约5mm，切除三角形皮瓣，同时切断部分鼻肌翼部下端，上提鼻翼复合体，使鼻翼下点上移（图2-8-7）。

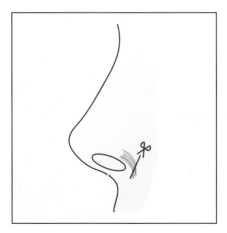

图2-8-7　切断部分鼻肌翼部

注：鼻肌翼部起自上颌骨尖牙窝及尖牙牙槽，向上附着于鼻翼及其皮肤。

（3）缝合皮肤。

（4）对放置鼻翼轮廓线移植物的患者，视矫正情况可做切口取出鼻翼缘轮廓线移植物，予以修剪或去除。

鼻小柱退缩

鼻小柱退缩的特征是鼻小柱与鼻孔长轴之间的距离缩短。鼻小柱退缩有可能累及整个鼻小柱，也可能仅累及鼻小柱基底，造成鼻小柱–上唇角的减小（图2-9-1）。

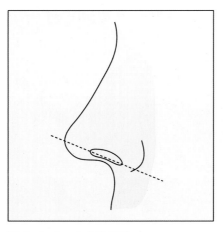

图2-9-1　鼻小柱退缩

原因分析

原因一：鼻中隔尾侧端或膜性鼻中隔被过度切除。

原因二：瘢痕挛缩牵拉鼻小柱。

矫正方法

（1）采用开放式入路施行手术，在鼻小柱最窄的部位设计倒V形切口，鼻小柱有手术瘢痕时，沿原切口瘢痕切开。

（2）掀开鼻小柱皮瓣，于软骨膜表面进行分离。

（3）松解内侧脚间、鼻中隔尾侧端与下外侧软骨间瘢痕，使内侧脚可向尾侧移位。

（4）如鼻小柱退缩畸形是由于鼻中隔尾侧端或膜性鼻中隔切除过多造成的，则于内侧脚间分离至鼻中隔前角，于软骨膜下分离鼻中隔软骨，并分离部分鼻中隔软骨背侧与上外侧软骨的连接。

（5）取肋软骨或鼻中隔搭建鼻中隔延伸移植物的支架。将撑开移植物放置在鼻中隔背侧的两侧，鼻中隔尾侧延伸移植物放置在加长型撑开移植物之间，尾侧延伸移植物后半部分可抵在前鼻棘上，形成中隔膜部的软骨支架，其末端与下外侧软骨穹隆部固定（图2-9-2）。

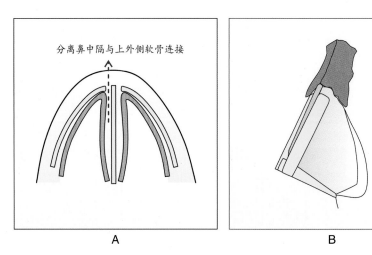

图2-9-2 （A）分离部分上外侧软骨与鼻中隔背侧连接。（B）植入鼻中隔延伸移植物及鼻小柱支撑移植物

注：鼻尖部支架可有多种方式搭建，目的均为延长鼻中隔尾侧，以软骨移植物占位膜性鼻中隔，以防止瘢痕挛缩或组织回缩导致鼻中隔至鼻小柱距离缩短，即防止鼻小柱退缩复发（图2-9-3）。

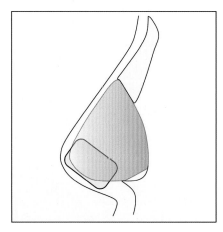

图2-9-3 软骨移植物延长鼻中隔尾侧

（6）将上外侧软骨缝合于鼻中隔背侧，并将下外侧软骨内侧脚尾侧拉拢缝合。

注：下外侧软骨内侧脚尾侧拉拢缝合也可使鼻小柱向尾侧移位。

（7）缝合皮肤。

鼻小柱悬垂

鼻小柱悬垂是指鼻小柱突出鼻翼缘过多、向尾侧端下垂的状态（图2-10-1）。在正常的鼻翼-鼻小柱关系中，从鼻小柱缘或鼻翼缘到鼻孔长轴的距离应为1~2mm。而鼻小柱悬垂中，鼻孔长轴和鼻小柱缘之间的距离大于2mm，而鼻孔长轴与鼻翼缘之间的距离为1~2mm（正常范围）。

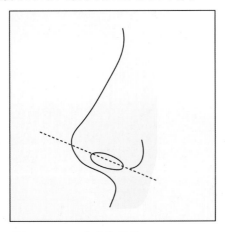

图 2-10-1　鼻小柱悬垂

原因分析

原因一：鼻小柱支撑移植物或鼻中隔延伸移植物过度前突（图2-10-2）。

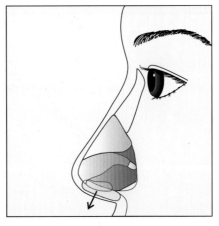

图 2-10-2　鼻小柱支撑移植物或鼻中隔延伸移植物过度前突

原因二：患者下外侧软骨内侧脚过宽，前次手术内侧脚尾侧端切除不充分（图2-10-3）。

注：内侧脚间或内侧脚踏板间的拉拢缝合会把内侧脚推向尾侧。

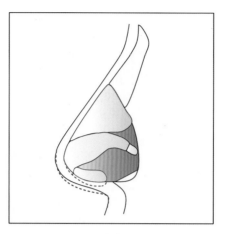

图2-10-3　下外侧软骨内侧脚过宽

原因三：患者鼻中隔尾侧端或膜性鼻中隔过长，前次手术对鼻中隔尾侧或膜性鼻中隔的切除不充分。

原因分析

手术需针对导致鼻小柱悬垂的不同原因进行调整。

如为鼻小柱支撑移植物或鼻中隔延伸移植物过度前突造成，可将移植物去除并重新雕刻或彻底取出，减小鼻小柱的体积。

如为下外侧软骨内侧脚过宽造成，则修剪过宽的内侧脚尾侧缘。

如为鼻中隔过长或膜性鼻中隔过多造成，则需适量切除鼻中隔尾侧端或膜性鼻中隔，将内侧脚缝合至新的鼻中隔尾侧。

（1）采用开放式入路施行，在鼻小柱最窄的部位设计倒V形切口，鼻小柱有手术瘢痕时，沿原切口瘢痕切开。

（2）掀开鼻小柱皮瓣，于软骨膜表面分离，松解瘢痕挛缩。

（3）如存在内侧脚支撑移植物，则予以分离取出，检查内侧脚支撑移植物的形态有无过度前突并予以修剪，于缝合前回植。检查内侧脚形态，如内侧脚过宽，则对内侧脚尾侧端进行适当修剪（图2-10-4）。

注：手术切除鼻中隔尾侧端可以留出一些空间使内侧脚的位置更靠头侧。但是，如果向头侧移位的程度较小时，切除内侧脚的尾侧缘会更容易，因其不需要显露鼻中隔。

（4）检查有无鼻中隔延伸移植物及其形态是否正常，如存在局部过度前突，则予以修剪。

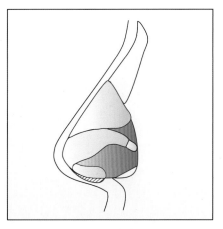

图 2-10-4 如下外侧软骨内侧脚过宽、前突，则对内侧脚尾侧端进行适当修剪

（5）如以上均无问题，则检查有无鼻中隔软骨或膜性鼻中隔过长。于内侧脚间寻找鼻中隔尾前角，于鼻中隔软骨膜下游离出鼻中隔尾侧端，去除过长部分，并根据实际情况去除部分膜性鼻中隔（图2-10-5）。

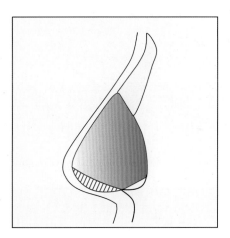

图 2-10-5 如鼻中隔尾侧过长，则于鼻中隔软骨膜下游离出鼻中隔尾侧端，去除过长部分

（6）将下外侧软骨内侧脚于鼻中隔软骨尾侧端缝合固定。

（7）缝合皮肤。

第十一节　鼻小柱畸形

鼻整形术后可能会出现鼻小柱畸形，如鼻小柱过宽、不对称、偏斜等。以往鼻小柱的形态相比于鼻尖和鼻背来讲常被忽视，随着目前鼻整形术的进步，鼻小柱的形态问题愈发被重视。

注：一个理想的鼻小柱，其中央宽度大约是鼻小柱基底宽度的1/3，鼻小柱基底外侧边界构成了基底美学线（Bassal Aesthetic Lines，BALs），理想情况下，基底美学线应光滑，表现出轻微的凹陷（图2-11-1）。

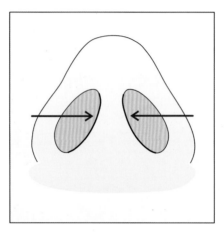

图2-11-1　鼻小柱基底面

原因分析

鼻小柱的解剖结构主要包括内侧脚、鼻中隔尾侧端和周围软组织，对此处组织结构进行调整、切除或者添加移植物，都有可能产生畸形。

原因一：鼻小柱支撑移植物放置的位置不对或移植物过厚。

原因二：内侧脚–鼻小柱支撑移植物之间的缝合位置错误，导致内侧脚的错位。

原因三：内侧脚被过度切除或削弱，而又未重新建立牢固的支持。

原因四：内侧脚踏板不对称或出现过早外张未予矫正（图2-11-2）。

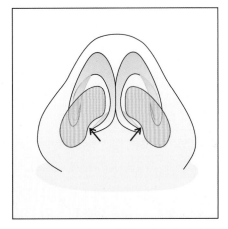

图 2-11-2 内侧脚踏板不对称或过早外张

原因五：鼻中隔尾侧端偏斜，偏斜的鼻中隔使内侧脚错位（图2-11-3）。

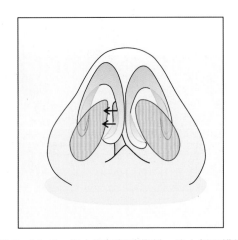

图 2-11-3 鼻中隔尾侧端偏斜，使内侧脚错位

原因六：鼻小柱切口愈合不良产生的瘢痕造成基底美学曲线扭曲。

矫正方法

（1）采用开放式入路施行，在鼻小柱最窄的部位设计倒V形切口，鼻小柱有手术瘢痕时，沿原切口瘢痕切开。

（2）掀开鼻小柱皮瓣，于软骨膜表面分离。

（3）于内侧脚间取出鼻小柱支撑移植物，检查移植物是否过厚，有无偏曲。如存在移植物问题，可行的情况下将其再次雕刻并重新放置；如果移植物无法取出后重新利用，必要时可取新的软骨移植物。

（4）去除下外侧软骨内侧脚之间的瘢痕，分离出内侧脚，如内侧脚外张明显，视情况去除内侧脚间过量的软组织。并检查有无内侧脚薄弱。

注：

（1）大部分去除的组织是鼻小柱内的肌肉和脂肪组织，肌纤维包括口轮匝肌、降鼻中隔肌。去除这些肌纤维，还能减轻做表情时鼻尖的下降和上唇出现的横向褶皱。

（2）在内侧脚拉拢缝合时，要不断评价需要去除的软组织的量，多余的软组织会造成移位，从而导致继发畸形。

（5）于内侧脚间向头侧分离至鼻中隔尾侧端，检查鼻中隔尾侧端是否存在偏曲，如其存在偏曲，则于鼻中隔软骨膜下分离鼻中隔软骨，分离上外侧软骨与鼻中隔连接，广泛松解附着于鼻中隔上的软组织以去除外来的变形力，检查鼻中隔软骨，如果为鼻中隔垂直方向软骨过多造成的偏曲，将鼻中隔尾侧端从鼻棘上游离，切除过多的垂直部分使之伸直，最后将鼻中隔尾侧缝合于鼻棘中线的骨膜上。如鼻中隔软骨本身存在弯曲，可通过保留L形鼻中隔支架，做软骨划痕、植入鼻中隔撑开移植物、不对称缝合技术（鼻中隔旋转缝合）等矫正鼻中隔的偏曲（图2-11-4）。

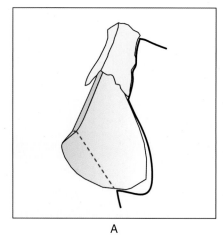
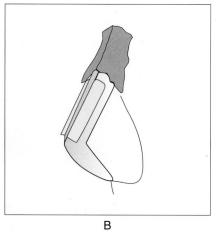

A   B

图2-11-4　（A）鼻中隔垂直方向软骨过多则切除过多的部分后将鼻中隔尾侧缝合至鼻棘中线。（B）鼻中隔软骨本身偏曲则矫正鼻中隔本身偏曲

补充

在植入鼻中隔撑开移植物后，鼻中隔的尾侧仍可能偏斜，这时可通过不对称缝合技术（鼻中隔旋转缝合）矫正，于需要偏斜指向的一侧，以缝线在更靠近尾侧的位置穿过上外侧软骨，再穿过撑开移植物和鼻中隔，到对侧上外侧软骨靠头侧端的位置，行褥式缝合。即在偏斜的一面，缝线更靠近尾侧，另一面靠近头侧，在逐渐收紧缝线的过程中，可将鼻中隔旋转回中线上（图2-11-5）。

（6）如下外侧软骨内侧脚薄弱，则植入鼻小柱支撑移植物，与内侧脚对位缝合固定，加强鼻小柱支撑。

注：可通过内侧脚-鼻小柱支撑移植物的缝合来控制内侧脚的形状和鼻基底美学线。

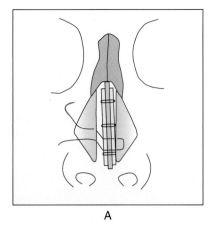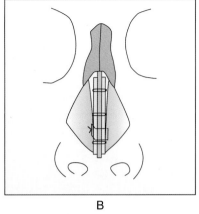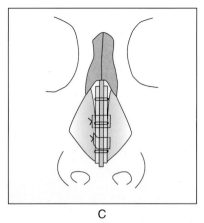

图 2-11-5　通过不对称缝合技术（鼻中隔旋转缝合）矫正鼻中隔偏曲

（7）如存在内侧脚踏板外张，则需做内侧脚踏板拉拢缝合，切除内侧脚踏板部位外覆的少量黏膜（1~2mm），通过此切口做贯穿鼻小柱的水平褥式缝合，将两侧内侧脚踏板拉拢缝合固定（图2-11-6）。

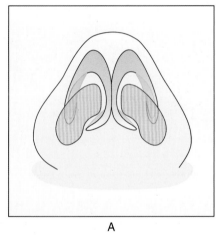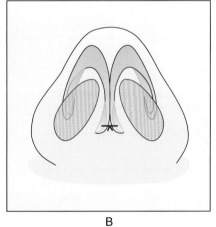

图 2-11-6　下外侧软骨内侧脚拉拢缝合

注：内侧脚拉拢缝合技术最常见的不良结果是鼻小柱基底下降，其会改变鼻翼–鼻小柱关系。

（8）缝合皮肤及黏膜切口，当原切口瘢痕局部凸起影响鼻基底美学线时，可视情况对原瘢痕进行切除修复或瘢痕内药物注射。

第十二节 鼻背倒 V 畸形

鼻背美学曲线应流畅地从骨拱延伸到中鼻拱，然后止于鼻尖表现点。键石区代表了上方的骨拱和软骨性的中鼻拱间的过渡区，该区域易出现继发性鼻畸形，如随上外侧软骨与鼻骨交界走向的鼻背倒V畸形（图2-12-1）。

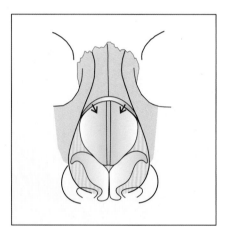

图 2-12-1　鼻背倒 V 畸形

原因分析

通常，鼻背倒V畸形是由于破坏了上外侧软骨与鼻骨之间的连接处，上外侧软骨向后、向内塌陷，而鼻骨尾侧端保持不动，形成了鼻骨缘和上外侧软骨之间的空隙、凹陷阴影，即鼻背倒V畸形。

原因一：前次手术将上外侧软骨从鼻骨下表面撕脱，如锉骨或截骨。

原因二：过度切除上外侧软骨使其退缩，引起鼻外侧壁塌陷，鼻骨相对突出（图2-12-2）。

原因三：去除较大的鼻背驼峰时，如未通过截骨使鼻骨内移，亦可产生倒V畸形（图2-12-3）。

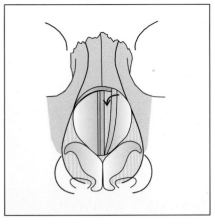 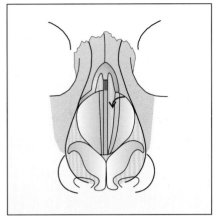

图 2-12-2 过度切除上外侧软骨导致 倒 V 畸形　　图 2-12-3 去除较大驼峰时如未截骨 内推，则易导致倒 V 畸形

矫正方法

对于已经出现的倒V畸形，撑开移植物结合外侧截骨矫正深层结构问题是治疗的关键。

（1）采用开放式入路施行，在鼻小柱最窄的部位设计倒V形切口，鼻小柱有手术瘢痕时，沿原切口瘢痕切开。

（2）掀开鼻小柱皮瓣，于软骨膜表面分离。

（3）于内侧脚间分离至鼻中隔前角，于软骨膜下分离鼻中隔软骨，将上外侧软骨从鼻中隔上分离，将撑开移植物放置在鼻中隔两侧（图2-12-4）。

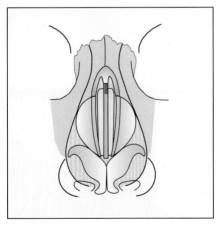

图 2-12-4 将撑开移植物放置在鼻中隔两侧

注：

（1）通过将上外侧软骨向背侧和外侧固定，键石区的上外侧软骨得以和骨拱尾侧端平齐，从而在骨拱和软骨中鼻拱之间形成顺滑的过渡，以矫正倒V畸形。

（2）撑开移植物的长度和形状可有不同，一般来说其高度为4~6mm，长度变化可以很大，多从鼻骨尾侧端靠头侧1~2mm延伸到上外侧软骨尾侧端。

（3）撑开移植物可延伸到鼻中隔软骨背侧，能略增高鼻背；也可置于鼻中隔软骨下方以便形成圆滑的轮廓；或者与鼻中隔软骨保持相同高度。此外，如果需要，撑开移植物还可以像尾侧延伸超过鼻中隔角，作为延长型撑开移植物延长鼻长度。

（4）做至少两组贯穿褥式缝合将撑开移植物固定于鼻中隔背侧，并将上外侧软骨缝合固定于鼻背中隔上以重建中鼻拱。

（5）根据矫正情况可行外侧截骨，截骨后用手内推鼻骨或联合内侧的斜行截骨，使上方的骨附着形成青枝骨折（图2-12-5）。

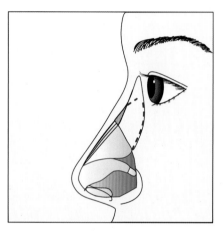

图2-12-5　行外侧截骨或联合内侧的
斜行截骨内推鼻骨

注：（1）截骨的主要目的是使鼻背基底向内变窄或者关闭顶板开放畸形。

（2）无论采用经皮入路还是鼻内入路，外侧截骨都不能向上超过内眦水平。

（6）缝合切口。

第十三节 鼻背鹦鹉嘴畸形

当鼻尖上区饱满凸出，高于鼻尖表现点时被称为鹦鹉嘴畸形。其特点是鼻背至鼻尖呈凸出状，侧面观如同鹦鹉的喙。

原因分析

原因一： 鼻中隔过高，鼻中隔背侧及上外侧软骨切除不足导致鼻尖上区饱满（图2-13-1）。

原因二： 鼻尖上区留有无效腔，皮肤和下方软骨之间积聚血块，最终纤维化导致鼻尖上区饱满，这在鼻背皮肤厚的患者中更为常见（图2-13-2）。

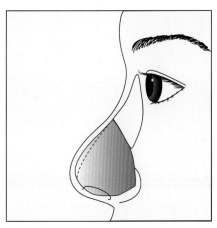

图2-13-1 鼻中隔背侧去除不足导致鼻尖上区饱满

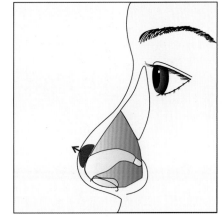

图2-13-2 鼻尖上区留有无效腔，血凝块纤维化导致鼻尖上区饱满

注：术后2周、6周、12周时在皮下进行皮质类固醇（曲安奈德）注射，可降低软组织鹦鹉嘴畸形形成的风险。

原因三： 鼻尖支撑不足使鼻尖下旋形成鹦鹉嘴畸形（图2-13-3）。

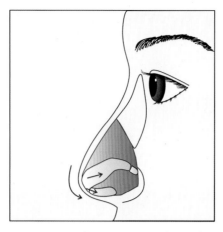

图 2-13-3　鼻尖支撑不足使鼻尖下旋

矫正方法

（1）采用开放式入路施行，在鼻小柱最窄的部位设计倒V形切口，鼻小柱有手术瘢痕时，沿原切口瘢痕切开。

（2）掀开鼻小柱皮瓣，于软骨膜表面施行分离。

注：分离一旦超过鼻尖软骨上方，就可以根据手术需求选择不同的分离层次，如果鼻尖上区饱满是由此处瘢痕组织引起的，可以将这些瘢痕组织留在软骨表面，方便将瘢痕切除，如果皮肤较薄，则直接在软骨表面分离，以便保护皮肤血供。

（3）仔细去除鼻尖上区瘢痕组织。

（4）根据术中情况可适当去除下外侧软骨的头侧部分，以减轻鼻尖上区饱满，并塑造鼻尖表现点（图2-13-4）。

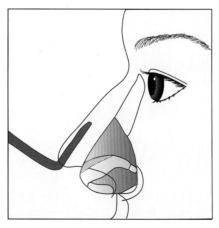

图 2-13-4　可适当去除下外侧软骨的头侧部分

（5）以器械适当抬高鼻尖，观察鼻尖形态，是否仍存在鼻尖上区凸出，若仍存在凸出，则行鼻中隔背侧及上外侧软骨切除；若未存在凸出，则加强鼻尖支撑。

（6）鼻中隔背侧及上外侧软骨切除：于内侧脚间分离至鼻中隔前角，于软骨膜下分离鼻中隔软骨，分离上外侧软骨与鼻中隔背侧缘，缩短去除部分中隔背侧和上外侧软骨上缘，如上外侧软骨去除量较大，为避免倒V畸形的发生，可将鼻中隔撑开移植物固定到鼻中隔和上外侧软骨之间（图2-13-5）。

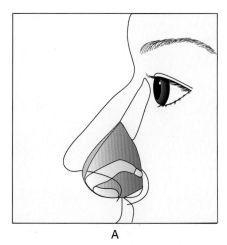 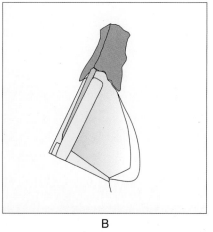

图2-13-5 （A）去除部分鼻中隔背侧，同时需去除过多的上外侧软骨上缘。（B）将鼻中隔撑开移植物固定至鼻中隔背侧，亦可采用加长型撑开移植物以便于同时植入鼻小柱支撑移植物

注：

（1）鼻中隔背侧及上外侧软骨部分切除的目的是降低鼻背软骨的高度。

（2）撑开移植物可采用加长型，与鼻小柱支撑移植物固定。

（7）加强鼻尖支撑：将鼻小柱支撑移植物缝合固定于内侧脚间，以加强内侧脚支撑力量，防止鼻尖下旋（图2-13-6）。

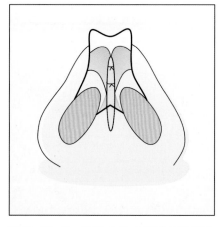

图2-13-6 将鼻小柱支撑移植物缝合固定于内侧脚间

注：鼻尖支撑可单纯采用鼻小柱支撑移植物，亦可采用复合支架，可根据患者的具体情况予以选择。

（8）穹隆间缝合，并对鼻尖处的下外侧软骨进行塑形（图2-13-7）

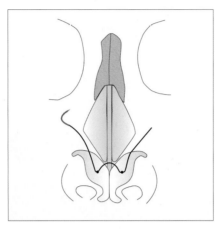

图 2-13-7 穹隆间缝合塑形鼻尖

（9）根据鼻尖凸度植入鼻尖修复软骨移植物来改善鼻尖形态（图2-13-8）。

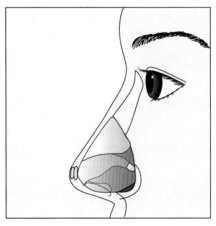

图 2-13-8 根据鼻尖凸度可植入软骨移植物进行修饰

（10）缝合皮肤。

鼻背凹凸不平

鼻背凹凸不平是鼻整形修复术常见的手术指征，可因初次手术对原有解剖结构的操作造成。鼻背不平的程度各不相同，小到非常轻度的凹凸不平，大到鼻背美学曲线消失甚至严重的扭曲变形，鼻修复本身的复杂性，加上对美学形态和生理功能的考量，使其相当具有挑战性。

原因分析

原因一：鼻背移植物雕刻不平整、移位或卷曲。键石区的软组织很薄，这个部位的移植物稍有凹凸不平便可发现（图2-14-1）。

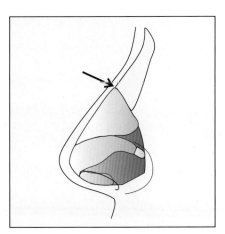

图2-14-1　键石区处的软组织很薄，难以遮盖支架的不平整

注：皮肤软组织在鼻根处最厚，该处包含了皮下脂肪和肌肉。而键石区的皮肤软组织是最薄的，只有少量的皮下脂肪，鼻横肌在这个部位也过渡成为一层薄薄的腱膜。骨性鼻背和键石区上方菲薄的皮肤很难覆盖和掩饰小的凹凸不平。反之，鼻根处的皮肤厚，很容易掩盖一些小的不规则，但该区域却很难实现理想的轮廓。

原因二：驼峰手术时，鼻骨或软骨切除不足，导致驼峰残留，致侧面鼻背轮廓不平整（图2-14-2）。

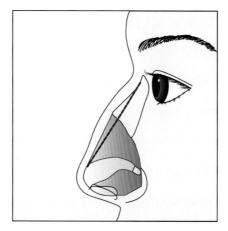

图 2-14-2　驼峰残留导致鼻背轮廓不平整

　　原因三： 上外侧软骨过度切除、骨拱和软骨拱异位愈合形成倒 V 畸形，导致鼻背不平整（图 2-14-3）。

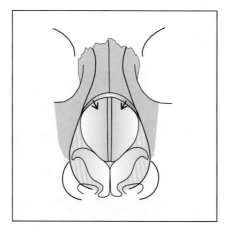

图 2-14-3　倒 V 畸形导致键石区不平整

注：

（1）锉骨或截骨都有可能不慎将上外侧软骨从鼻骨下表面撕脱，形成异位愈合。

（2）上外侧软骨过度切除，可引起鼻外侧壁塌陷，如术中未使用撑开移植物，则可能产生倒 V 畸形、内鼻阀塌陷和鼻背美学曲线不规则等问题。倒 V 畸形在侧位表现为台阶、驼峰或凹陷外观。

　　原因四： 鼻中隔背侧过度切除或鼻中隔 L 形软骨支架塌陷。

　　原因五： 上外侧软骨与鼻中隔软骨重组时出现问题，上外侧软骨向内隆起，超过鼻中隔背侧缘，造成过度丰满，或上外侧软骨背侧缘从鼻中隔的背侧缘向后退缩。使中鼻拱区域的鼻背美学曲线凹凸不平、轮廓不清（图 2-14-4）。

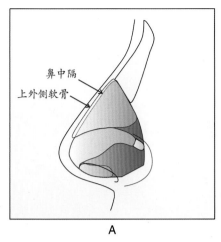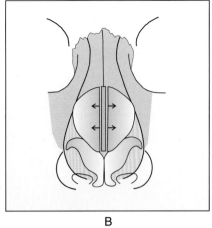

图2-14-4　（A）上外侧软骨向内隆起，超过鼻中隔背侧缘。（B）上外侧软骨
从鼻中隔背侧缘退缩

原因六：皮肤菲薄的患者更容易发现鼻背的不平整。皮肤菲薄可能是由于初次手术时没有在骨膜下进行剥离，而在皮下剥离的缘故，当在去除驼峰时，也会去除一些软组织。亦可能是曾使用过高的假体填充鼻背导致皮肤变薄。

注：假体外侧的菲薄皮肤可能会出现颜色暗沉的现象，天冷时加重，需通过在鼻背皮下增加软组织来改善。

矫正方法

鼻背凹凸不平常伴有皮肤菲薄，因皮肤薄无法掩盖其内支架的外形，如果皮肤不薄且鼻背高度正常，通过修复支架的平滑过渡来矫正；如果皮肤菲薄或鼻背高度低，则还需应用鼻背移植物来矫正。

注：对筋膜移植物，特别是颞筋膜，因为其内含有肌成纤维细胞，术后有收缩的趋势，所以筋膜移植物需要进行缝合固定，否则筋膜移植物有可能会缩小，且厚度会变厚。无论筋膜移植物放置在鼻部哪个位置，均可能发生。

（1）采用开放式入路施行，在鼻小柱最窄的部位设计倒V形切口，鼻小柱有手术瘢痕时，沿原切口瘢痕切开。

（2）掀起皮肤软组织罩，显露鼻部基础结构，于软骨膜表面分离，注意观察软骨缺陷处。

（3）如存在骨拱与软骨拱异位愈合（倒V畸形），则分离鼻中隔软骨与上外侧软骨后放置撑开移植物（图2-14-5）。

（4）如存在L形鼻中隔软骨支架塌陷，则分离鼻中隔软骨与上外侧软骨后放置延长型撑开移植物及鼻小柱支撑移植物以加强软骨支架的强度（图2-14-6）。

注：

肋软骨常用于做软骨结构加强，可经乳房下皱襞切口取肋软骨，如考虑到气胸的风险和门诊手术的安全性，可选择创伤较小的方法，如只采取肋软骨前面的1/2~2/3，而不必采整条肋软骨。肋软骨需要切片，使软骨两面均形成新鲜的创面，术后卷曲的趋势更小，切片后的移植物可置于盐水中观察卷曲的情况，选取最好的进行移植，这样的软骨可用作很好的水平和垂直支撑移植物。

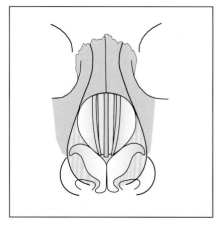

图2-14-5 放置撑开移植物矫正倒V畸形造成的鼻背不平

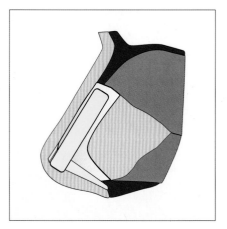

图2-14-6 L形鼻中隔软骨支架塌陷，采用延长型撑开移植物及鼻小柱支撑移植物以加强鼻中隔支架强度

（5）如存在软骨性驼峰残留，则分离鼻中隔软骨与上外侧软骨后，去除鼻中隔软骨，并适量去除上外侧软骨，植入撑开移植物。或使用上外侧软骨自体撑开瓣替代撑开移植物（图2-14-7）。

注：上外侧软骨量多时，可将上外侧软骨鼻背部分向内侧折叠形成自体撑开瓣。

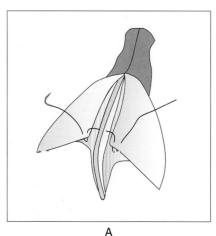

A

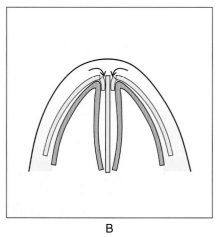

B

图2-14-7 使用上外侧软骨自体撑开瓣替代撑开移植物

（6）如存在上外侧软骨与鼻中隔软骨重组问题，则分离鼻中隔软骨与上外侧软骨后重新予以缝合。

注：若上外侧软骨较平滑可对位缝合，若上外侧软骨有弯曲，可采用上外侧软骨跨越张力缝合，将上外侧软骨向鼻中隔远端推进，舒展平顺后再固定于鼻背中隔上（图2-14-8）。

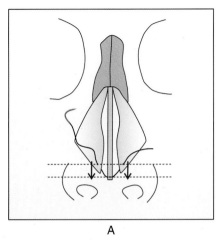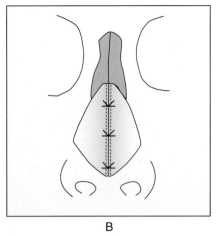

图 2-14-8　上外侧软骨存在弯曲时采用跨张力缝合将上外侧软骨向鼻中隔远端推进展平

（7）若存在骨性驼峰残留或骨性凹凸不平，则在修复软骨拱后予以磨削。

注：

修剪鼻背软骨后，用锉刀逐步地打磨骨性鼻拱，先打磨左、右两条鼻背美学线，最后打磨中线。打磨的过程中需要反复多次沿着左右及中线进行三指触诊，逐步地降低骨性鼻拱以防出现过度降低或轮廓不规则。

（8）矫正软骨与骨支架后，根据皮肤厚薄程度、鼻背高度及触诊鼻背缺陷情况，可选择是否填充鼻背移植物。填充鼻背的方法包括如植入软骨、软骨颗粒加筋膜移植物（Diced Cartilage and Fascia，DCF），或者单纯使用筋膜组织等，方法的选择取决于实际条件和鼻背需要垫高的幅度。

注：

（1）鼻背填充常使用DCF，其优势在于各种来源的自体软骨移植物均能使用，且移植物卷曲的风险非常小，术中及术后早期可以为移植物塑形。通常使用直径为5~6cm的大片筋膜，将筋膜制作成筋膜套，软骨切碎为小于0.5mm的软骨丁，使用注射器推入筋膜套内。封闭筋膜套，塑形后植入，头侧经皮缝合固定在鼻根水平，尾侧缝合固定在软骨支架上。

（2）对鼻背中重度缺陷的患者，应选择肋软骨作为移植材料，将肋软骨植入后，缝合在软骨支架上，并以肋软骨膜包被以形成一层额外的软组织遮盖。有报道科可应用克氏针经皮在鼻面角处穿过鼻骨进行头侧固定，1周后拆除。

（9）观察并且用手指触摸判断鼻背形态，满意后缝合关闭切口。

第十五节 软组织三角畸形

软组织三角区的特殊解剖结构使其很容易在各类鼻整形术中受损，软组织三角区畸形时可导致连接鼻小柱和鼻翼缘之间的软三角平滑曲线轮廓丢失，在软组织三角区域形成一个异常尖锐的转折。

原因分析

原因一： 手术切口位置设计错误，造成软组织三角区损伤。

注：手术切口设计时应避开软组织三角区域。

原因二： 软组织三角区支撑力不足。

注：软组织三角区缺乏来自软骨支架的直接支撑，而是受到鼻翼缘的脂肪纤维结构以及下外侧软骨的间接支撑，软骨支架的缺乏使得软组织三角区域在鼻整形术后更容易因瘢痕的牵拉而产生畸形。在很多情况下，应用非解剖移植物可以预防畸形的发生。

原因三： 软组织三角区易形成无效腔，并加重瘢痕挛缩造成畸形。

注：术后提供外部支撑可以有效避免无效腔形成。

矫正方法

通过松解皮下瘢痕，在软组织三角区加强支撑，来改善软组织三角区畸形。

（1）采用开放式入路施行手术，在鼻小柱最窄的部位设计倒V形切口，鼻小柱有手术瘢痕时，沿原切口瘢痕切开，切口应贴着下外侧软骨的尾侧边缘以保护软三角区附近的前庭皮肤。

注：如果以前的鼻整形手术留下的切口位置不理想，应忽略原先的切口，将切口设计在正确的位置上。两次手术需间隔半年以上，以防两切口之间的皮肤坏死。

（2）掀开皮肤组织罩，于软骨支架表面分离。

注：在鼻整形修复术中，需要用锐性分离将皮肤软组织罩从软骨支架上掀起。钝性剥离会受到瘢痕的限制，也容易撕裂组织。

（3）去除软组织三角区处的瘢痕组织，松解所有扭曲支架的瘢痕。

（4）重新建立软组织三角区的支撑，可在鼻尖修饰软骨移植物的基础上放置软组织三角区软骨移植物以支撑软组织三角区（图2-15-1）。

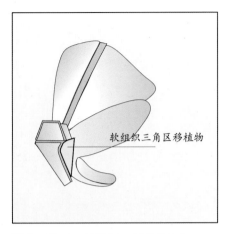

图 2-15-1　软组织三角区移植物

注：将加长型鼻翼缘轮廓线移植物植入到下外侧软骨的深部近穹隆处，亦可起支撑软三角区的作用（图2-15-2）。

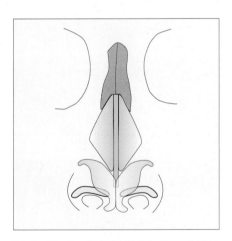

图 2-15-2　沿鼻翼缘将加长型鼻翼轮廓线移植物放入腔隙内，移植物加长部分位于外侧脚近穹隆处的深处

（5）缝合皮肤，沿着鼻小柱及外侧脚间断缝合软骨下缘切口，但是相邻的位于软组织三角区深方的切口不予缝合。使用含抗生素药膏的纱布填塞（或辅以膨胀海绵）以消灭无效腔。

注：软组织三角区处的无效腔必须消除以免瘢痕组织造成的扭曲。

第十六节 鼻尖夹捏畸形

鼻尖夹捏畸形时可见鼻尖如被夹捏住的外观，表现为鼻尖小而尖，仰头位时明显，除了影响美观外，严重的"夹捏鼻"还会引起通气障碍。常发生于鼻尖缩小术后（图2-16-1）。

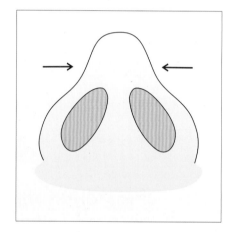

图 2-16-1　鼻尖过度缩窄导致鼻尖夹捏畸形

原因分析

原因一：下外侧软骨穹隆处被断开或下外侧软骨外侧脚切除过多，导致下外侧软骨支撑结构的损伤（图2-16-2）。

注：

（1）穹隆垂直离断是塑造鼻尖形态的常用手段，离断下外侧软骨会使鼻尖表现点缩窄，但不幸的是，这种方法会造成鼻尖以及鼻尖与鼻翼缘间过渡区的严重畸形，外形不自然，形成鼻尖夹捏畸形。

（2）外侧脚的过度切除可能导致鼻翼缘塌陷，因为鼻翼缘支撑带被严重削弱或打断，患者常会出现鼻孔狭窄或夹捏畸形。

原因二：过度加强鼻尖缝合，尤其是贯穿穹隆缝合和穹隆间缝合（图2-16-3）。

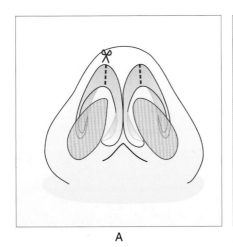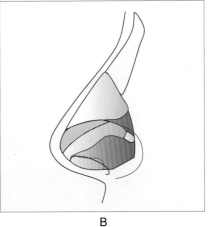

A   B

图 2-16-2 （A）离断下外侧软骨穹隆部。（B）下外侧软骨外侧脚切除过多

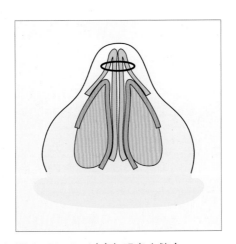

图 2-16-3 过度加强鼻尖缝合

注：过度加强鼻尖缝合，可能会造成外侧脚打折，导致鼻尖畸形，引起鼻翼缘畸形和外鼻阀塌陷。

矫正方法

手术需去除内侧脚间的瘢痕，松解穹隆处的缝合，对穹隆部软骨进行游离，探查下外侧软骨的损伤情况，对薄弱、畸形或者部分缺损的部分进行重建，再造稳定的鼻尖三角支架，重建从鼻尖到鼻翼缘的平滑过渡，以矫正鼻尖夹捏畸形和改善外鼻阀功能。

（1）采用开放式入路施行手术，在鼻小柱最窄的部位设计倒V形切口，鼻小柱有手术瘢痕时，沿原切口瘢痕切开。

（2）掀开鼻小柱皮瓣，于软骨膜表面分离。

（3）分离内侧脚间的瘢痕，去除穹隆处的缝线，松解瘢痕，游离穹隆部软骨，检查有无穹隆处软骨损伤。

（4）向鼻翼缘两侧继续分离下外侧软骨，检查有无外侧脚的损伤。

（5）如下外侧软骨外侧脚及穹隆未见明显损伤，则适度行鼻尖穹隆间缝合及贯穿穹隆缝合，使下外侧软骨成形，应避免过度缩紧鼻尖软骨支架，同时植入鼻翼缘轮廓线移植物改善鼻翼缘形态。

（6）如下外侧软骨外侧脚薄弱或者缺失部分较少，可应用外侧脚移植物替代或者加强畸形部分（图2-16-4）。

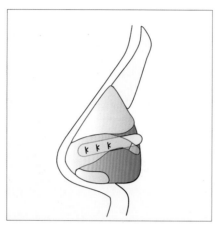

图 2-16-4　应用外侧脚支撑移植物加强薄弱的外侧脚

（7）如外侧脚软骨缺失，但内侧脚软骨和穹隆软骨完整，可在穹隆深面剥离前庭皮肤，固定外侧脚移植物，将肋软骨制备的长条形外侧脚移植物缝合在穹隆深面，替代缺失的外侧脚。

注：移植物需足够长，可向外延伸至梨状孔。

（8）如下外侧软骨穹隆和外侧脚缺失或者畸形严重，可放置鼻小柱支撑移植物，重建三角支架的尾侧来固定残留的内侧脚，用肋软骨来制备长条形外侧脚移植物。将外侧脚移植物缝合固定在鼻小柱支撑移植物顶端下方4~5mm的位置。采用穹隆跨越缝合使外侧脚移植物变弯，再造穹隆。采用穹隆间缝合把新形成的穹隆拉拢（图2-16-5）。

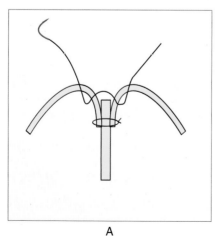 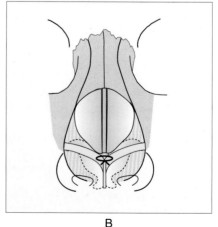

A　　　　　　　　　　B

图 2-16-5　（A）以肋软骨制备鼻小柱支撑移植物及两片外侧脚移植物。（B）放置鼻小柱支撑移植物来重建三角支架尾侧端，使外侧脚移植物弯曲再造穹隆部，采用穹隆跨越缝合塑形鼻尖

注：有些患者，特别是年龄大的患者，肋软骨有很多钙化、质地坚硬，不容易雕刻出薄且软的、能被跨越缝合弯曲成新穹隆的外侧脚移植物。在这种情况下，可把外侧脚移植物缝合在鼻小柱支撑移植物的顶端，用来重建鼻尖三角支架，鼻小柱支撑移植物和外侧脚支撑移植物之间的夹角保持约45°，可将鼻尖软骨移植物放置在软骨连接上方，以形成鼻尖表现点，掩盖鼻小柱支撑移植物和外侧脚移植物的边缘轮廓（图2-16-6）。

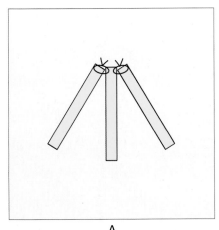
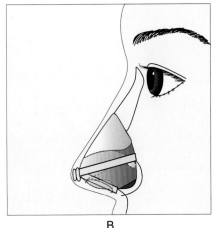

A　　　　　　　　　　　　　　B

图2-16-6　在肋软骨钙化、质地坚硬的患者中，将外侧脚移植物与鼻小柱支撑移植物顶端缝合来重建鼻尖三角支架，放置鼻尖移植物以形成鼻尖表现点，遮盖鼻小柱支撑移植物和外侧脚移植物的轮廓边缘

（9）根据调整后的鼻尖形态可放置鼻尖修饰软骨移植物或鼻翼缘轮廓线移植物来改善外形。

（10）缝合皮肤。

鼻尖复合体偏斜

　　鼻尖复合体偏斜常造成同侧鼻翼打折，底面观可发现偏斜侧的鼻翼呈S形，而对侧的鼻翼则显得平直（图2-17-1）。

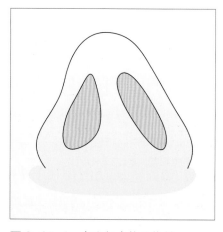

图 2-17-1　鼻尖复合体的偏斜

原因分析

　　原因一：下外侧软骨内侧脚与鼻小柱支撑移植物连接不对称或使用的鼻小柱支撑移植物过长导致其滑落至鼻棘的一侧（图2-17-2）。

　　原因二：下外侧软骨损伤程度不一致，损伤重的一侧软骨力量弱。

　　原因三：下外侧软骨支撑移植物或鼻翼缘轮廓线移植物的软骨长度、力量不均衡。

　　原因四：鼻翼基底软组织不对称，即前次手术从对称的鼻基底上切除不等量的软组织，或从不对称的鼻基底上切除等量的软组织。

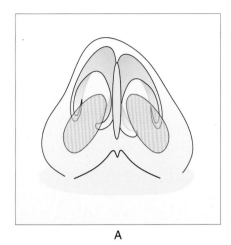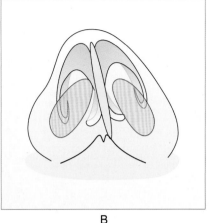

A   B

图 2-17-2 （A）下外侧软骨内侧脚与鼻小柱支撑移植物连接不对称。（B）鼻小柱支撑移植物过长导致其滑落至鼻棘的一侧

> **补充**
>
> 　　切除鼻翼基底的切口应设计在鼻翼和面颊连接处鼻翼侧1mm的位置上，不能刚好位于鼻翼和面颊连接处。如果瘢痕成熟后，不平滑将使得鼻翼面颊连接处过渡不自然，让瘢痕更加明显。

矫正方法

　　矫正需重建对称的软骨支架。通过外侧脚支撑移植物、外侧脚横断重叠等手段改变外侧脚的长度和力量来恢复软骨支架的对称性。软骨支架矫正后若还存在软组织的不对称，则通过鼻翼基底切除来处理。

　　（1）采用开放式入路施行手术，在鼻小柱最窄的部位设计倒V形切口，鼻小柱有手术瘢痕时，沿原切口瘢痕切开。

　　（2）掀开鼻小柱皮瓣，于软骨膜表面进行分离。

　　（3）分离内侧脚间瘢痕，去除穹隆处缝线，松解瘢痕，取出鼻小柱支撑移植物。游离下外侧软骨。检查下外侧软骨外侧脚有无薄弱、过长。如外侧脚薄弱，可行外侧脚支撑移植物，若外侧脚过长，可行外侧脚横断重叠（图2-17-3）。

　　（4）植入鼻小柱支撑移植物，在合适位置缝合内侧脚与鼻小柱支撑移植物，将鼻尖复合体连为整体，使鼻小柱恢复至中立位。并于适当位置行穹隆间缝合及贯穿穹隆缝合，使下外侧软骨成形（图2-17-4）。

　　（5）如鼻翼缘存在塌陷，可于鼻翼缘塌陷侧植入鼻翼缘轮廓线移植物来矫正鼻翼缘塌陷（图2-17-5）。

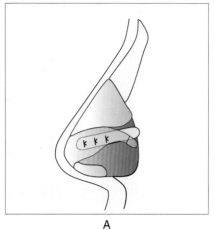
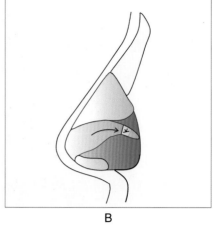

A   B

图 2-17-3 （A）如外侧脚薄弱，行外侧脚支撑移植物。（B）如外侧脚过长，行外侧脚横断重叠

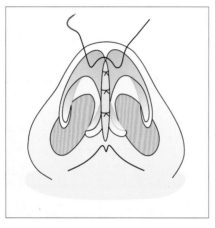
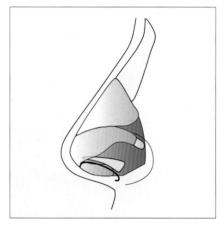

图 2-17-4 植入鼻小柱支撑移植物并缝合下外侧软骨内侧脚，使鼻小柱恢复中立位。可行穹隆间缝合及贯穿穹隆缝合塑形鼻尖

图 2-17-5 植入鼻翼缘轮廓线移植物来矫正鼻翼缘塌陷

（6）如鼻翼软组织存在不对称，则行鼻翼基底部分切除。

注：

（1）鼻翼基底切除时需要注意血供的问题，鼻部皮肤软组织罩的主要血液供应来自鼻小柱动脉和鼻外侧动脉，如果初次鼻整形术中采用了经鼻小柱的开放性切口，则鼻小柱动脉已经遭到破坏，所以鼻外侧动脉的保护显得尤为重要，其走行于鼻翼沟头侧2~3mm处的皮下层，因此做鼻翼基底切除时应位于鼻翼沟下方以防破坏鼻外侧动脉。

（2）如需缩小鼻孔周径，切口的后缘应向前延续，跨过鼻槛延伸至前庭皮肤，同时切除一部分鼻前庭皮肤。

（7）缝合皮肤。

第十八节 内鼻阀狭窄

内鼻阀由鼻中隔软骨背侧、上外侧软骨尾侧、下鼻甲前端组成，是鼻气道中大部分阻力的来源。上外侧软骨尾侧缘和鼻中隔背侧连接处形成内鼻阀角，正常角度为10°~15°（图2-18-1）。

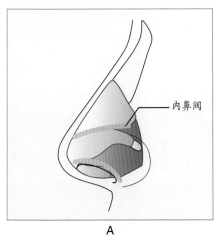

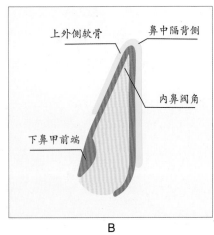

图2-18-1　上外侧软骨尾侧缘和鼻中隔背侧连接形成内鼻阀角，正常内鼻阀角度为 10°~15°

补充

（1）在检查中，如果出现Cottle征（颊部向外侧牵扯导致主观上鼻部通气障碍得到改善）阳性时，说明内鼻阀狭窄或出现功能障碍（图2-18-2）。

（2）生活中常用的通气鼻贴即为加宽内鼻阀的原理。

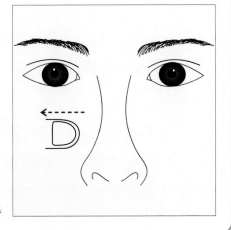

图2-18-2　Cottle 征阳性证实内鼻阀狭窄或者功能障碍

原因分析

原因一：鼻中隔偏曲。

原因二：上外侧软骨被过度切除。

注：复合式去除软骨驼峰时会过度切除上外侧软骨，导致其退缩以及鼻侧壁塌陷，形成倒V畸形。鼻背的分段驼峰去除，不像复合去除法，可以实现阶梯式控制和更佳的精度，在鼻背驼峰去除中保留上外侧软骨。

原因三：上外侧软骨壁薄弱。

注：即使前次手术中放置了撑开移植物，鼻侧壁仍然可能薄弱并且吸气时有向内坍塌的趋势。矫正时术者可能会尝试再次增加撑开移植物，但是，撑开移植物可能并不能解决上外侧软骨壁本身的薄弱。此时需加强上外侧软骨的强度。

原因四：鼻前庭瘢痕性狭窄。

原因五：下鼻甲肥大，之前的手术没有对鼻甲进行充分的治疗，会导致持续性鼻塞。反之，如果之前的手术对鼻甲进行的处理过度，则可能导致萎缩性鼻炎或空鼻症等问题。

注：

（1）下鼻甲肥大且药物治疗（如皮质类固醇喷鼻剂、解充血药和抗组胺药）无效的鼻气道阻塞患者适宜进行外科手术。

（2）持续性存在的鼻中隔偏曲会在偏曲凹面产生湍流，从而导致下鼻甲肥大并形成阻塞。即鼻中隔向一侧偏曲常伴随另一侧鼻甲肥大，这种代偿性肥大也是机体为了使两侧气道阻力相等所致的结果。

矫正方法

（1）采用开放式入路施行手术，在鼻小柱最窄的部位设计倒V形切口，鼻小柱有手术瘢痕时，沿原切口瘢痕切开。

（2）掀起皮肤软组织罩，显露鼻部基础结构，于软骨膜表面分离。

（3）如鼻中隔存在偏曲，则于鼻中隔软骨膜下分离鼻中隔软骨，分离上外侧软骨与鼻中隔连接，广泛松解附着于鼻中隔上的软组织以去除外来的变形力，如鼻中隔软骨本身存在弯曲，可通过保留鼻中隔软骨L形支架，做软骨划痕、鼻中隔撑开移植物、不对称缝合技术等矫正鼻中隔的偏曲。并将鼻中隔尾侧居中固定在鼻棘中线骨膜上（图2-18-3）。

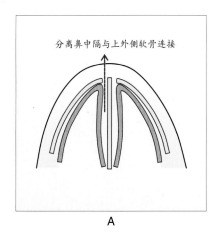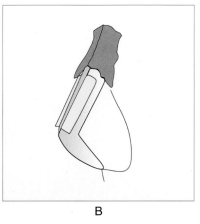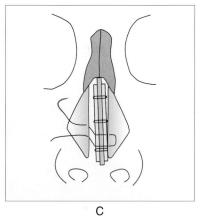

图 2-18-3 （A）分离鼻中隔。（B）植入鼻中隔撑开移植物矫正鼻中隔偏曲。（C）如鼻中隔仍偏离中线，可采用不对称缝合技术

（4）如存在骨拱与软骨拱异位愈合（倒V畸形），则之前手术可能存在过度切除上外侧软骨的情况而未进行重建，需释放上外侧软骨和背侧鼻中隔之间不合适的连接，放置鼻中隔背侧撑开移植物（图2-18-4）。将撑开移植物放置在鼻中隔两侧，上端在鼻骨和上外侧软骨连接处，下端到上外侧软骨的下方，厚度根据内鼻阀塌陷的程度决定，若移植物太薄，则不能达到目的，可以放置两层。至少做两组贯穿褥式缝合将移植物固定。

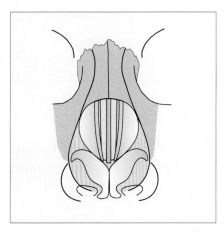

图 2-18-4 如存在倒 V 畸形，则植入鼻中隔撑开移植物

注：

（1）将撑开移植物放置于鼻中隔与上外侧软骨之间，移植物上端可被放到骨性鼻背的深面。通过增加上外侧软骨和鼻中隔间的夹角，内鼻阀角度也被增大。除重建内鼻阀外，撑开移植物还有助于修复鼻背美学线。鼻整形修复术中常会在单侧或双侧使用撑开移植物，以重建整体对称性与一致性（图2-18-5）。

（2）除了选择撑开移植物外，对于还需去除驼峰的患者来讲，可将过多的鼻中隔背侧软骨做划痕后向对侧翻转，制作鼻中隔的自体撑开瓣填入鼻中隔的一侧。亦可将多余的上外侧软骨做划痕后向内翻转，制作上外侧软骨自体撑开瓣填入鼻中隔的两侧（图2-18-6）。

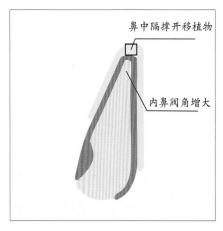

图2-18-5 植入鼻中隔撑开移植物后
内鼻阀角度增大

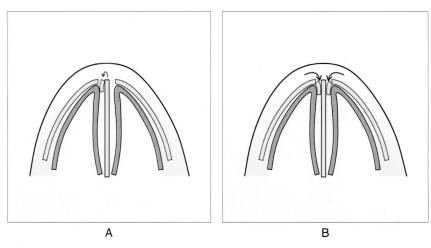

A   B

图2-18-6 （A）鼻中隔的自体撑开瓣。（B）上外侧软骨做自体撑开瓣

（5）如上外侧软骨本身薄弱，则进行上外侧软骨跨越缝合，以非可吸收线从上外侧软骨中间到鼻背中隔处进行褥式缝合，将松弛的上外侧软骨壁缝合到固定的鼻中隔上以加强上外侧软骨的支撑力量（图2-18-7）。如果支撑仍然不足，可将较薄的软骨盖板移植物放置在上外侧软骨上作为铺板。

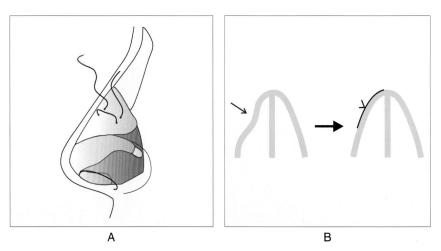

A   B

图2-18-7 上外侧软骨中央到相对坚固的鼻中隔背侧行跨越缝合可改善上外侧
软骨松弛

（6）缝合皮肤。

（7）如存在下鼻甲肥大。可予以下鼻甲向外骨折处理，通常情况下，下鼻甲骨折外移结合鼻中隔偏曲的矫正足以改善大多数下鼻甲肥大导致的鼻气道阻塞。进行向外骨折时，在鼻中隔和下鼻甲之间插入一个长鼻镜，向外侧轻推下鼻甲，通过下鼻甲骨在长轴上的微骨折造成下鼻甲向外侧旋转，使鼻气道在内鼻阀处增加了横截面积（图2-18-8）。

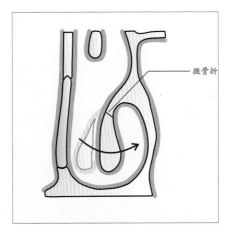

图 2-18-8　微骨折使下鼻甲外移

注：

（1）下鼻甲肥大可仅限于黏膜肥厚，患者也可有骨质增厚的症状。可通过CT扫描鉴别，亦可局部使用减充血剂，如羟甲唑啉进行鼻腔内填充，来帮助确定导致鼻甲肥大的原因，鼻腔填充几分钟内就会产生黏膜收缩。即使局部反应看上去不明显，但全部鼻黏膜收缩的整体作用足以降低鼻气道阻力，使下鼻甲黏膜肥厚的症状得到缓解。在鼻中隔成形术后，下鼻甲的黏膜的肥厚往往不治自愈，再配合鼻甲骨折外移术可确保鼻通气通常。

（2）若患者存在骨性鼻甲肥大，可通过对前端做有限的黏膜下骨切除进行处理。下鼻甲前端的黏膜要在直视下进行切开，然后用剥离子将黏膜从深层鼻甲上游离下来，去掉鼻甲前端的骨性部分来缩小下鼻甲的体积（图2-18-9）。

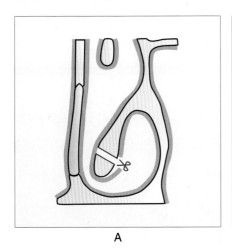

A

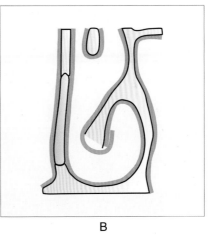

B

图 2-18-9　对下鼻甲前端做有限的黏膜下骨切除

（3）下鼻甲切除一定要保守，为减少空鼻症的发生。

外鼻阀狭窄

外鼻阀承担了大约1/3的鼻部通气阻力。外鼻阀由鼻翼缘、鼻槛、尾侧鼻中隔和内侧脚构成。气流从穿过鼻孔开始，进入鼻前庭。外鼻阀的横截面积减少会出现通气不畅（图2-19-1）。

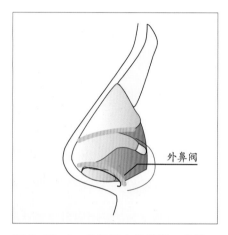

图 2-19-1　外鼻阀由鼻翼缘、鼻槛、尾侧鼻中隔和内侧脚构成

原因分析

原因一： 下外侧软骨的外侧脚被过度切除导致结构塌陷（图2-19-2）。

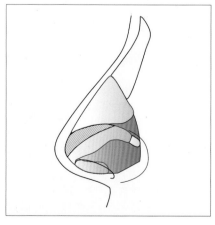

图 2-19-2　下外侧软骨切除过多导致结构支撑不足

注：
（1）不但要在静息状态下，还要在用力吸气状态下检查鼻部情况，外鼻阀在平稳吸气时能充分发挥
　　 其功能，但在深吸气或用力吸气时则可能塌陷，鼻孔单侧或双侧塌陷表明外侧脚弱化。
（2）下外侧软骨的外侧脚过度切除会引起术后软组织发生改变，包括鼻翼退缩、切迹以及鼻翼缘形
　　 态异常等。这会减弱外鼻阀的支撑力，当软骨支撑不足时，吸气过程中鼻前庭的低气压会导致
　　 鼻孔塌陷，最终增加通气阻力并减少通气。

原因二： 下外侧软骨尾侧缘向前庭卷曲，凸入鼻阀（图2-19-3）。

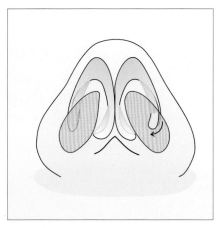

图 2-19-3　下外侧软骨尾侧缘向前庭
卷曲

原因三： 鼻中隔尾侧和下部偏曲，此处鼻气道最窄，即使偏曲程度很轻也容易出现气道堵塞症
状（图2-19-4）。

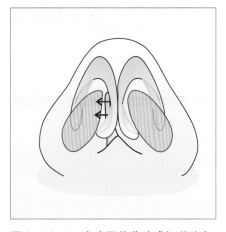

图 2-19-4　鼻中隔偏曲造成气道狭窄

原因四：鼻翼过度切除（图2-19-5）。

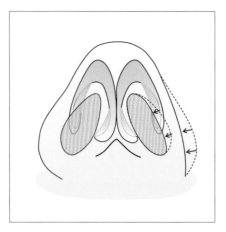

图 2-19-5　鼻翼过度切除

原因五：鼻孔内壁软组织损伤和鼻腔前庭衬里缺失后瘢痕挛缩，导致瘢痕性狭窄。

原因六：内侧脚踏板外张过大，使鼻孔横截面积减少（图2-19-6）

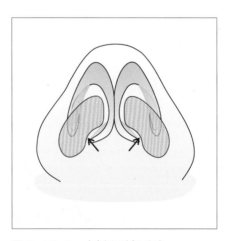

图 2-19-6　内侧脚踏板外张

矫正方法

　　外鼻阀的治疗主要包括矫正鼻中隔、加强外侧脚和鼻翼缘、改善内侧脚踏板过度外张、处理瘢痕性狭窄及鼻翼过度切除，术式的选择取决于术前的分析和术中的观察。

　　（1）采用开放式入路施行手术，在鼻小柱最窄的部位设计倒V形切口，鼻小柱有手术瘢痕时，沿原切口瘢痕切开。

　　（2）掀起皮肤软组织罩，显露鼻部基础结构，于软骨膜表面进行分离。

　　（3）如鼻中隔存在偏曲，则于鼻中隔软骨膜下分离鼻中隔软骨，分离上外侧软骨与鼻中隔连接，广泛松解附着于鼻中隔上的软组织以去除外来的变形力，如鼻中隔软骨本身存在弯曲，可通过保留鼻中隔软骨L形支架，做软骨划痕、鼻中隔撑开移植物、不对称缝合技术等矫正鼻中隔的偏曲。并将鼻中隔尾侧居中固定在鼻棘中线骨膜上（图2-19-7）。

注：鼻中隔尾侧偏斜可做划痕后使用软骨补片予以矫直。

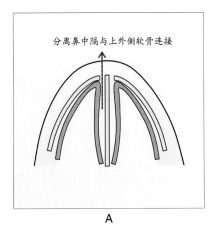
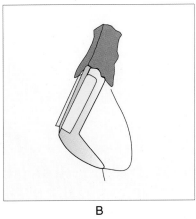
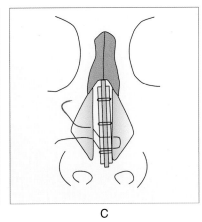

图2-19-7 （A）分离鼻中隔。（B）植入鼻中隔撑开移植物矫正鼻中隔偏曲。（C）如鼻中隔仍偏离中线，可采用不对称缝合技术

（4）如存在鼻翼缘塌陷，可通过使用外侧脚支撑移植物和（或）鼻翼轮廓线移植物来加强外侧脚和鼻翼缘以保证外鼻阀通畅。

注：

（1）外侧脚支撑移植物适用于中度或重度的鼻翼退缩或塌陷。把外侧脚支撑移植物缝合到外侧脚深面，前庭衬里上方。支撑移植物应当坚固，其外侧端应延伸至梨状孔边缘位置，即鼻翼沟尾侧和附件软骨处。有时，需要把外侧脚剥离下来，利用支撑移植物向尾侧重置，以矫正鼻翼退缩。外侧脚支撑移植物可用于重建先前手术中被切除的外侧脚（图2-19-8）。

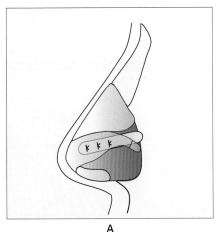
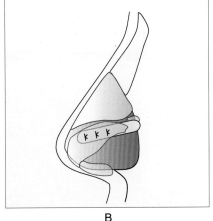

图2-19-8 （A）放置外侧脚支撑移植物。（B）利用支撑移植物使外侧脚向尾侧重置，以矫正鼻翼退缩

（2）鼻翼轮廓线移植物对轻中度鼻翼退缩或塌陷十分有效。鼻翼轮廓线移植物需要沿着软骨下缘切口下方的鼻翼缘做一个非解剖间隙，然后插入一条软骨移植物。移植物需要跨越整个鼻翼切迹或凹陷。放置鼻翼轮廓线移植物，可以帮助外侧脚向外伸展，并增加外鼻阀的回弹性（图2-19-9）。

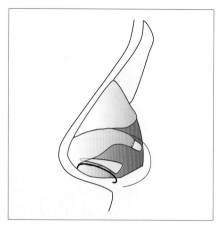

图2-19-9　放置鼻翼缘轮廓线移植物

（3）亦可使用加长型鼻翼轮廓线移植物，其能够为软组织三角区增加额外支撑（图2-19-10）。

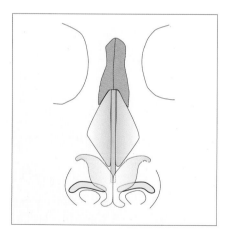

图2-19-10　放置加长型鼻翼缘轮廓
线移植物

（4）如果外侧脚还在，可做外侧脚翻转瓣，为薄弱或塌陷的外侧脚提供额外支撑，但是，这种翻转瓣在鼻整形修复术中并不常见，因为多余的下外侧软骨在之前的手术中常被切除。使用外侧脚翻转瓣需保证下外侧软骨必须足够宽，做完翻转瓣后至少要保持5mm的鼻翼条带（图2-19-11）。

（5）如为下外侧软骨尾侧缘向前庭卷曲，则掀起外侧脚后方复合组织瓣，在凸面进行褥式缝合矫直后将该瓣重新放回前庭位置（图2-19-12）。

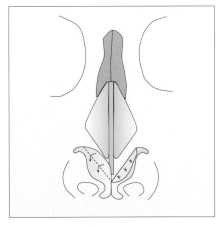

图 2-19-11 下外侧软骨足够宽时可使用外侧脚翻转瓣加强外侧脚的强度

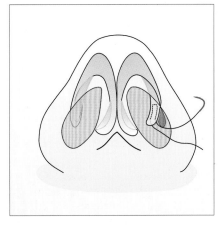

图 2-19-12 将外侧脚作为复合组织瓣剥离，在凸面行水平褥式缝合

（6）如为内侧脚踏板外张，则需做内侧脚踏板拉拢缝合，切除内侧脚踏板部位外覆的少量黏膜（1~2mm），通过此切口做贯穿鼻小柱的水平褥式缝合，将两侧内侧脚踏板拉拢缝合固定（图2-19-13）。

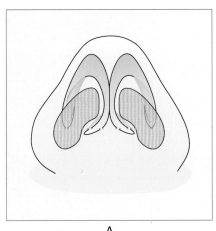

A

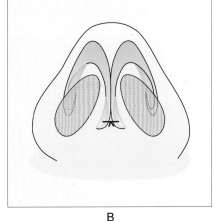

B

图 2-19-13 内侧脚踏板外张时做内侧脚踏板拉拢缝合

（7）如为鼻翼或鼻前庭狭窄，可从鼻孔内部切除瘢痕组织，然后用中厚皮片替换衬里；对于需要更多结构支撑的缺损，可以用耳软骨进行复合组织移植；如鼻翼切除过度，可从鼻翼周边位置转移鼻唇沟皮瓣，嵌入皮肤缺损处。

（8）缝合皮肤。

第三篇

THIRD PART

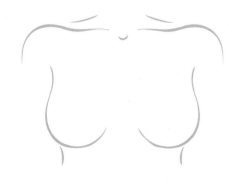

胸部
CHEST

第一节 假体包膜挛缩

正常情况下，假体隆乳术后的乳房应当质地柔软，受术者本人及其他人均不易触到假体的存在。但由于人体对植入异物的排斥反应，在乳房假体植入人体以后会在假体周围形成一层纤维组织包膜，而包膜的厚薄和挛缩程度，决定了隆乳术后的柔软程度。

注：

（1）隆乳术后纤维包膜挛缩程度的Baker分级：

　　Ⅰ级：乳房质感柔软，形态自然，触摸不到假体的存在。

　　Ⅱ级：包膜轻度挛缩，稍能触及假体存在，但外形无变化，受术者无不适感。

　　Ⅲ级：包膜中度挛缩，能感觉或触及乳房变硬。

　　Ⅳ级：包膜严重收缩，能看出乳房变形，甚至呈球形，并可有疼痛、紧缩之感。

（2）Ⅱ级包膜挛缩可能只会引起乳房轻微变硬和外观上的异常，Ⅱ级包膜挛缩的矫正手术极少能达到预期的效果，与其所承担的风险、费用不成正比，通常对Ⅱ级包膜挛缩的处理只会带来另外的损害，应避免对Ⅱ级包膜挛缩进行手术。**临床上一般将Ⅲ、Ⅳ级包膜挛缩定位为纤维囊挛缩、乳房硬化。**但是包膜挛缩分度在很大程度上是没有意义的，因为所有的分度标准都是主观的、非标准化的，很少有人会真正感觉到痛，即使是重度挛缩的患者，大多数Ⅳ级包膜挛缩患者的描述是在身体和手臂运动时才会感觉"紧绷"和"牵扯感"。偶尔有患者会感觉到真正的疼痛，为神经受到牵拉或压迫引起。因此，医生个人更应该根据临床病例的具体情况来判断，决定再次手术是否最有利于患者。

原因分析

包膜挛缩被认为是在某些外因作用下，由假体包膜内的肌成纤维细胞增生和收缩而形成的。

原因一： 植入床继发感染。

注：感染是大多数学者所共识的导致包膜挛缩的主要因素之一。很多学者在研究中发现，在挛缩的包膜里发现了以表皮葡萄球菌为主的微生物。

144

原因二： 手术操作粗暴，出血较多，血肿部位会形成机化、纤维化，最终使包膜增厚硬化。

原因三： 植入腔剥离范围小或植入腔内有未充分剥离的纤维条索。

注：置放乳房假体的组织分离腔隙，无论是乳腺下还是胸大肌下，均应分离充分，否则，分离腔隙小势必造成假体表面张力大，导致早期隆乳术后硬化，隆乳后即刻出现隆乳硬化皆因这种原因所致。如医生将假体放在胸前沿着周缘画一个圆圈，随后即做手术，当去除包扎后则会因术前标记方法不当，剥离腔隙过小，导致乳房硬化。由于乳房是有弹性的，以假体直径为范围分离，其腔隙必然小于假体，而将假体挤成球形，假体周围组织的张力增大，即感乳房变硬。

原因四： 下皱襞无效腔内有过多的积液或出血，炎性反应可使积液增加并聚集，造成纤维化使无效腔消失，导致腔隙下闭合，少许的腔隙下闭合（<1cm）就会使假体向上移位，受影响的一侧乳房常见乳房上极过度饱满（图3-1-1）。

注：隆乳手术无论腔隙剥离如何精确，假体周围都会留下一定的无效腔，即使放置了引流管，假体周围也会聚集一定量的血清或血液，这是由于覆盖组织的压力关系，假体不能完全填满腔隙的下部，假体越大或越突，乳房下皱襞部位的无效腔就越大，无论假体类型、大小或位置如何，总会有一些无效腔存在。而机体的伤口愈合机制力图关闭下方无效腔，因此术后腔隙下极闭合在一定程度上时常会发生，这是医生无法预知和控制的。出现Ⅱ级包膜挛缩常是由于腔隙下极闭合引起1cm以内的假体移位造成的，因此Ⅱ级包膜挛缩应尽量避免再次进行手术矫正。

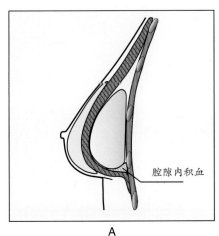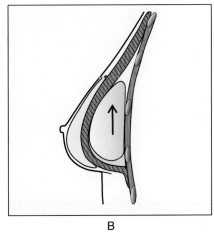

腔隙内积血

A　　　　　　　　　　　B

图3-1-1　（A）隆乳术后假体腔隙下部均存在无效腔，其内充满血清液，大部分会被机体吸收。（B）由于腔隙内积液或炎症存在，无效腔内会形成致密的增厚包膜，包膜收缩或被纤维组织替代造成腔隙下极闭合，使假体向上移位

原因五： 假体的硅凝胶渗漏。

注：假体囊壁是半透膜，可释放出硅凝胶分子，引起巨噬细胞介导的异物反应，导致不同程度的假体周围纤维化，纤维包膜挛缩是过度纤维化的一种表现。

原因六： 硅胶假体表面吸附异物后对组织的刺激。

注：在目前就硅胶假体本身而言，它是人体组织相容性最好的人造材料之一，尚未见有急性排斥反应的报道。但是硅胶假体很容易吸附异物，如手术中的棉纤维、手套的滑石粉末、灰尘等。这些吸附的异物一旦进入人体，就会成为公认的诱发隆乳术后包膜挛缩的因素。因此，假体的洁净准备是预防包膜挛缩发生的重要步骤，术中假体要尽量减少在空气中的暴露时间，避免和棉纤维的接触；参术者手套上的滑石粉必须冲洗干净后才可以接触假体。

原因七：个体对硅胶假体排斥反应的差异。

注：受术者对硅胶假体的排斥反应也是引起包膜挛缩的因素。因为挛缩的包膜较不挛缩的包膜明显增厚，包膜与假体间的腔隙甚小或无（同挛缩程度成正比），在挛缩的包膜中存有肌纤维细胞，这种细胞具有收缩功能，可导致包膜挛缩。另外用免疫组化的方法检查包膜中的浸润细胞表型，发现挛缩的包膜中有大量活化程度较高的单核巨噬细胞浸润，这表明其中有较强的细胞免疫反应存在。这些排斥反应使假体周围的包膜纤维化，将假体同正常组织完全隔开。有的假体包膜还发生钙化，乳房假体被一层质地坚硬的钙化包膜所包绕，势必导致隆乳硬化。

原因八：光面与毛面假体的选择。

注：国内对于光面假体与毛面假体在包膜挛缩的发生率方面一直存在争议。但大多数人认为使用光面假体的包膜挛缩发生率较毛面假体高。其理由为：① 使用毛面假体后，包膜胶原的方向是随机的，所以减少了同一方向上的叠加力，减少了挛缩的动力；② 在毛面假体周围发现大量可抑制成纤维细胞生长的巨噬细胞；③ 通过加强与周围组织的黏附来减少假体周围腔隙，从而减少了假体的微移动，减少了创伤和继发性炎症反应；④ 毛面假体可使微生物孤立，抑制其大量繁殖。

原因九：植入层次的选择。

注：将假体置入腺体下平面的包膜挛缩发生率要高于置入胸大肌下平面。其原因可能是在胸大肌下平面置入，可以使假体与乳腺组织，尤其是与带有细菌的乳腺导管隔离。而将假体植入在胸大肌下平面或双平面的术后包膜挛缩发生率没有统计学差异。

矫正方法

通常对Ⅲ、Ⅳ级包膜挛缩进行包膜松解或剥离，并重新植入假体。包膜切开术或部分包膜切除术可以达到手术部位的局部松解，但是这两种方法都会有包膜及其附着物的残留，这将会影响组织的重新覆盖和乳房外形，且复发率高。而手法挤压法对于所谓的闭合包膜切开术，因有较高的血肿、假体破裂发生率，已基本弃用。

（1）乳头乳晕处贴膜防止污染，并于乳晕下缘设计切口。

注：手术切口以乳晕切口为宜，此切口到圆周各点距离相等，可使包膜剥离过程在直视下进行，减
少创伤和出血。如乳晕切口过小，难以操作，则采用下皱襞切口。

（2）切开皮肤、皮下组织、乳腺组织（如在胸大肌下，则打开胸大肌肌纤维）。

（3）施行包膜全切术，先不取出假体，利用假体提供的包膜表面张力，在包膜外进行剥离（图
3-1-2）。剥离前方包膜后可在包膜表面做一切口取出假体，再将包膜后壁剥离。对于既往手术胸大
肌及乳腺组织损伤严重，术中难以形成较好的软组织覆盖时，将假体及包膜组织取出后6个月后再植
入假体。

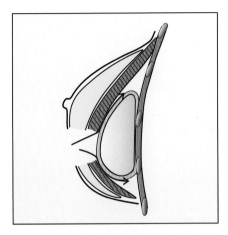

图 3-1-2 利用假体提供的包膜表面张
力可以更顺利地剥离包膜

注：包膜尽量剥离完整，难以完整剥离者，切除部分前壁及周边增厚挛缩的包膜，或缝合封闭原腔
隙后将新植入腔隙与原包膜腔分离，以减少包膜挛缩的复发概率。优先选取包膜全切术而不是
部分包膜切除，其原因如下：
（1）如果植入的是硅胶假体，尤其是早期的硅胶假体，取出包膜可以完全去除可能渗入包膜中的硅
胶成分。
（2）包膜挛缩和细菌感染存在相关性，包膜可能是细菌的聚集地。
（3）完全取出包膜，便于软组织的重新覆盖。
（4）取出包膜可以防止在残留包膜腔隙内产生积液。

（4）按隆乳原则，标画剥离范围，前次手术在乳腺下置入假体者于胸大肌后剥离腔隙；前次手
术在胸大肌下层置入假体者，测量乳房上极、下极指捏厚度：如上极厚度大于2cm且下极厚度大于
0.5cm，可于乳腺下剥离腔隙；如上极厚度小于2cm但下极厚度大于0.5cm，可于胸大肌下剥离腔隙在
下皱襞水平切断胸大肌行双平面隆乳；如上极厚度小于2cm且下极厚度小于0.5cm，则仍于胸大肌下
剥离腔隙（图3-1-3）。仔细止血，以抗生素盐水冲洗腔隙，更换无粉手套，植入假体。

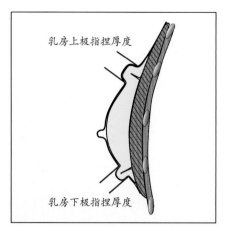

图 3-1-3　测量乳房上极和乳房下极指
捏厚度

注：

（1）采用新层次植入假体，由于是对正常组织层次进行剥离，术后损伤小，瘢痕的形成相对减少，使假体处于一个全新的环境中，理论上可减少再次发生包膜挛缩的机会和程度。

（2）彻底止血对于预防包膜挛缩的再次发生是必要的，包膜全切术后形成了一个很大的创面，即使进行了很彻底的止血，术后仍会有大量的渗液及血浆的聚集。

（5）分层缝合切口，植入腔内放置负压引流。术区加压包扎可减少渗出，同时可增加假体表面积，减少包膜收缩力。

注：无论止血是否彻底，包膜全切术后均应放置负压闭合引流装置。

（6）术后应用抗生素预防感染，在拔管前将曲安奈德40mg用10mL生理盐水稀释成混悬液，两侧腔穴内各注入5mL，用手轻柔乳房，促进药物扩散渗透；并予以维生素E胶囊100mg口服，2次/d，连服3个月。

注：维生素E和曲安奈德均被证明可有效预防隆乳术后包膜挛缩的发生。维生素E可抑制炎症反应及胶原合成，降低伤口抗张强度，作用与类固醇皮质激素相似，同时，由于纤维包膜中存在大量氧自由基，维生素E是良好的氧自由基清除剂，应用维生素E可使增厚的纤维囊变薄；鉴于类固醇局部使用的不良反应是可使假体下垂、局部组织萎缩变薄等，因此首次隆乳时不应把类固醇激素作为常规药物防治包膜挛缩。同时受术者的乳腺组织菲薄被列为使用类固醇激素的禁忌证。

（7）手法按摩。

注：术后按摩由于假体的推动，可使假体活动腔隙增大，并使其表面不容易形成包膜或形成的包膜较薄。

乳腺假体破裂分为囊内破裂和囊外破裂两种，囊内破裂是指假体的弹性囊壳破裂，但内容物未渗漏到纤维包膜外，囊内破裂的患者可无明显不适感，局部假体轮廓不清或假体周围存在反应性积液是囊内破裂的间接征象。囊外破裂指假体的囊壳和纤维包膜均发生破裂，硅胶可通过这两层的破孔漏至乳腺实质，甚至到达腋窝或邻近胸壁结构内，或因硅胶渗透入真皮造成假体覆盖皮肤的炎性改变（图3-2-1）。囊外破裂患者较少，患者常可触及包块，并伴有乳房疼痛。大多数硅凝胶假体破裂是隐性的，不易察觉，检查假体破裂可采用X线、超声及MRI检查，其中MRI最为准确。

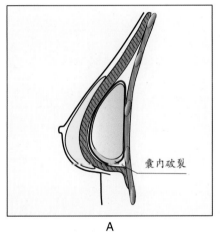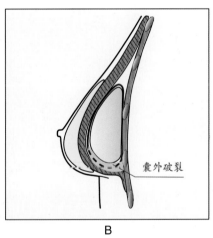

图 3-2-1　（A）囊内破裂。（B）囊外破裂

注：

（1）使用硅胶填充的假体破裂根据隆乳术后的时间长短而有所不同。术后早期，一般指术后3个月内，由于假体周围包膜形成尚未完善，此时出现假体破裂，包膜则可能将破裂的假体内容物分隔包绕，使隆乳不规则，严重者呈现乳房局部的多个结节。术后晚期，一般为术后3个月以上，此时的假体周围包膜已形成完整，破裂的假体内容多滞留在假体周围的包膜内，隆乳的形态可以保持相当长的一段时间，受术者不易发现假体的破裂。

（2）囊外渗漏通常导致邻近包裹的组织形成肉芽肿或炎症（硅胶乳腺炎）。如果此类区域较小，可以将其切除而不影响最终的美容效果，但如果硅胶肉芽肿较大，延伸至皮肤或侵及胸壁肌肉，就很难完全去除干净。

原因分析

原因一： 硅胶的老化，其发生率与植入时间成正比。一般10年以上假体破裂的发生率要远大于10年以内。

注：硅凝胶假体隆乳患者应在术后3年行MRI检查，并在之后进行随访观察。硅胶假体破裂渗漏率与时间成正比，即硅胶假体置入时间越长，破裂渗漏发生率越高，为了达到较好的美容目的，5~10年须置换假体。

原因二： 纤维包膜的钙化，对假体囊壁持续摩擦导致的假体破裂。

原因三： 腔隙剥离不足、包膜挛缩等原因可导致假体褶皱，长期的褶皱可导致假体硅胶囊破裂（图3-2-2）。

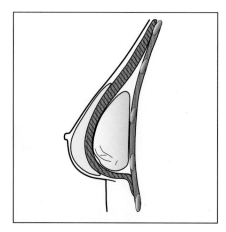

图 3-2-2 假体出现褶皱

原因四： 假体本身的质量问题。

原因五： 手术过程中对假体的过度挤压或锐器损伤。

原因六： 术后过度按摩挤压。

注：有报道称患者在哺乳期处理乳汁淤积的过程中自行按摩挤压乳房时用力过大导致植入的硅胶假体破裂。硅胶外泄于乳腺中会引起一系列化学刺激症状，早期极易误诊为单纯急性乳腺炎。

原因七： 术后外来暴力，如火钝器打击、锐器刺伤等。

矫正方法

硅凝胶假体破裂时，应尽早取出假体，以免其向周围组织渗透而形成广泛粘连或对局部组织造成刺激和反应。如受术者有再次隆胸要求的，可取出破裂假体置换新的假体。如破裂的假体造成局部组织反应严重，甚至有炎性肉芽肿，可取出假体，在二期进行假体植入。

注：由于囊外破裂的假体硅凝胶渗漏至腺体或远处，同期植入假体风险较大，即使植入，也应重新选择假体植入腔隙。

（1）患者平卧位，取乳晕切口入路或乳房下皱襞切口入路。

（2）切开皮肤、皮下组织和乳腺组织，分离至乳腺后间隙或胸大肌后间隙。

（3）施行包膜全切术，先不取出假体，利用假体提供的包膜表面张力，在包膜外进行剥离，剥离前方包膜后，在包膜表面做一切口取出假体，再将包膜后壁剥离。如包膜不易分离，则可先切开包膜取出破裂假体后再剔除包膜。

注：硅胶假体破裂至纤维包膜外者，原包膜外可能形成新的纤维包膜，需要一并去除（图3-2-3）。

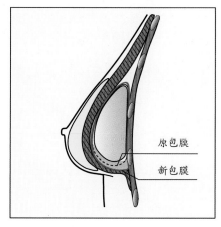

图3-2-3　硅胶假体破裂至纤维包膜外者，原包膜外可能形成新的纤维包膜

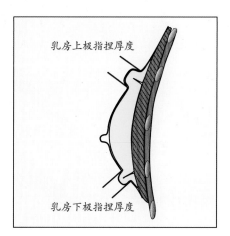

图3-2-4　测量乳房上极和乳房下极指捏厚度

（4）清理残留渗漏的硅胶，用生理盐水及抗生素盐水充分冲洗腔隙。

（5）按隆乳原则，标画剥离范围，前次手术在乳腺下植入假体者于胸大肌后剥离腔隙；前次手术在胸大肌下植入假体者，测量乳房上极、下极指捏厚度：如上极厚度大于2cm且下极厚度大于0.5cm，可于乳腺下剥离腔隙；如上极厚度小于2cm但下极厚度大于0.5cm，可于胸大肌下剥离腔隙在下皱襞水平切断胸大肌行双平面隆胸；如上极厚度小于2cm且下极厚度小于0.5cm，则仍于胸大肌下剥离腔隙（图3-2-4）。仔细止血，以抗生素盐水冲洗腔隙，更换无粉手套，植入假体。

注：植入假体于新的腔隙有助于将假体与凝胶污染区域隔绝，并减少包膜挛缩的发生风险。

（6）植入新的硅胶假体后放置引流，预防腔隙内积液，适度加压包扎，术后应用抗生素。

假体上外侧移位

　　隆乳术后位置过高的假体，形似发达的胸肌，外观畸形，形态不圆润，与女性的体型极不相称，缺乏美感。常发生于胸大肌下平面隆乳术后（图3-3-1）。

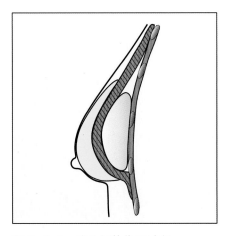

图 3-3-1　隆乳假体位置过高

原因分析

　　原因一：植入腔分离不够。植入腔下方胸大肌止点未做剥离，导致乳房假体不能向下放置，过于集中于乳房上方。

> **补充**
>
> 　　如分离腔仅在胸大肌起点以上，术后由于胸大肌的收缩活动，势必引起假体向上、外移位，因此分离的植入腔隙应充分，在术前设计时，下部的分离应超过胸大肌起点，剥离范围的下界设计在乳房下皱襞下1.0~1.5cm处（图3-3-2）。内侧应设计在胸骨旁线。确保腔隙内界及下界剥离到位。

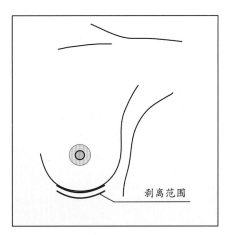

图 3-3-2 分离的植入腔下界应在乳房
下皱襞下 1.0~1.5cm 处

原因二：腔隙下极闭合。由于术中和术后出血、瘀血，在剥离腔隙内占位，造成假体上移，双侧下皱襞不在同一个水平线上（图3-3-3）。

注：
（1）隆乳手术后，不论腔隙剥离得多精确、是否放置引流管，由于假体无法完全填满腔隙下部，假体周围都会聚集一定量的血清或血液，沿着乳房下皱襞最下端部位形成三角形无效腔，假体越大、越突，无效腔便越大，而机体创伤愈合机制试图去闭合无效腔，腔隙下极的空间被纤维组织或增厚的包膜所填充，而不同人、同一人两侧乳房的闭合程度都不会完全一样。少许的腔隙下极闭合（＜1cm）就会使假体向上移位，受影响的一侧乳房常见上极过度饱满。
（2）不是所有的腔隙下极闭合都适合再次进行手术，术后腔隙下极闭合在一定程度上总是会发生，这是医生无法预知和控制的。当下极闭合在1.5cm以上，由此产生新的乳房下皱襞或脱衣站立时乳房上极有明显的台阶感时可考虑进行手术矫正。

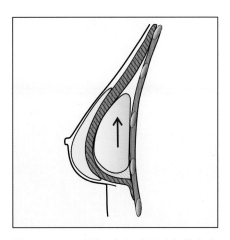

图 3-3-3 腔隙下极闭合导致假体上移

原因三：术后包扎压力不到位。术后加压包扎时，主要应对乳房外上部进行压迫，能有效避免乳房向外上移位。

原因四： 由于患者早期上肢运动对假体产生的挤压力量，造成假体位置出现异常。

注：术后早期限制上肢活动，不做上举以及拎提重物活动。防止胸大肌对假体的挤压造成假体异位。

原因五： 由于两侧包膜形成的程度不同，其收缩对假体产生的挤压力量不同，从而造成假体位置出现不同。

注：术后可根据情况调整两侧按压力量，持续影响假体包膜的形成，防止出现不对称的包膜挛缩。

原因六： 术后早期过度撞击乳房局部可导致乳房假体位置移动。

原因七： 软组织对假体的压力过大。

注：减少假体的大小、减小假体的突出度，将胸大肌下隆乳改为双平面隆乳均可减小软组织对假体的压力。

原因八： 受术者有严重的胸廓畸形，如鸡胸畸形易使假体滑向胸廓两侧。

矫正方法

对已发生术后假体位置不良的患者，如术中分离充分，在术后早期，可用按摩方法挤压假体使其复位，轻度的位置不良可通过外部加压包扎或反方向挤压按摩处理。经保守治疗无效或较严重的位置不良，需再次进行手术矫正。手术可通过乳晕切口，切开包膜下缘，向下、向内做进一步分离。

注：

（1）如果术者认为术中剥离到位，因术后瘀血、引流不畅或挤压造成的位置差异，下皱襞高度差异范围在1~3cm以内时，早期可通过改变局部包扎方式进行效果调整。

术后第1周为明显水肿期，可用弹力绷带固定乳房位置，随着乳房消肿，双侧不对称情况可逐渐显露。术后第2周为水肿消退期，为调整乳房位置的关键阶段，通过用弹力绷带对乳房的不同缠绕方式来调整双侧乳房的高低位置。术后第3~4周为术后巩固期，通过之前的调整，一般轻度不对称基本能调整成一致，为了巩固效果可用黏性绷带进行轻度固定，维持假体位置稳定至术后1~2个月。

（2）保守加压包扎方法：单侧偏高将小棉垫折叠，置于偏高一侧的胸部上极，大约距乳头5cm，第一圈可以用弹力绷带从胸部上极缠绕，至第二圈开始从位置偏高一侧加压缠绕至对侧胸下极，反复缠绕2~3圈。双侧偏高可以用弹力绷带直接压在胸部上极距乳头约5cm的位置（图3-3-4）。

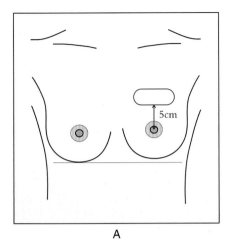
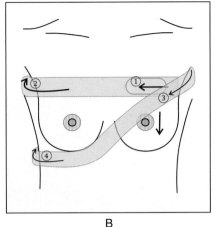

图 3-3-4　保守加压包扎方法。（A）将小棉垫折叠，置于偏高一侧的胸部上极，
大约距乳头 5cm。（B）第一圈包扎用弹力绷带从胸部上极缠绕，至第二圈开始从
位置偏高一侧加压缠绕至对侧胸下极，反复缠绕 2~3 圈

（1）标记出假体腔隙向下剥离的范围。

（2）采用乳晕切口，切开皮肤、皮下组织、乳腺组织，分离胸大肌，打开包膜，将假体取出。

（3）以电凝切开内侧及下极包膜。如乳房下极指捏厚度大于5mm，可在胸大肌下极分离双平面，行双平面隆乳可减少胸大肌对假体的影响（图3-3-5）。

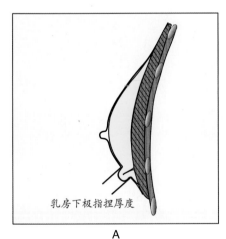
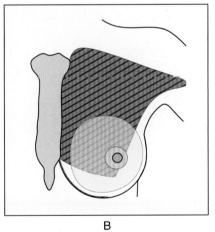

图 3-3-5　（A）如乳房下极指捏厚度大于 5mm，可在胸大肌下极分离双平面，
则可进行双平面隆乳。（B）沿乳房下皱襞行胸大肌起始部剥离，使胸大肌从下皱
襞位置向上移动 2~3cm。

注：如乳房上极厚度大于2cm且下极厚度大于0.5cm，可优先考虑乳腺下假体植入。但前次手术选择
　　胸大肌下平面时，组织厚度常较薄。

（4）选择性地在纤维包囊上部做部分切除，使上方过大的包膜闭合，防止放置的假体在术后上移（图3-3-6）。

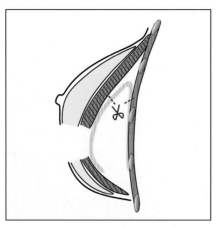

图3-3-6 选择性地在纤维包囊上部做
部分切除，使上方过大的包膜闭合

（5）在剥离腔隙下极达到理想位置后，重新植入假体，如之前假体较大，可更换为相对小的假体以减轻组织对假体的压力，将手术床调整成坐位，检查假体的位置和乳房上极的饱满度（图3-3-7）。

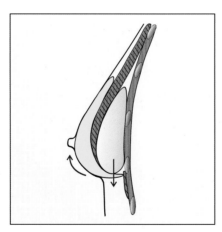

图3-3-7 重新植入假体

（6）留置引流，逐层缝合，加压包扎。

假体下移：乳房下极膨出

　　乳房下极膨出畸形可定义为在下皱襞切口保持初次手术时位置不变，乳头到下皱襞距离（N-IMF）在术后较前增加，而胸骨上凹至乳头的距离改变很小，导致乳房下极外观过度饱满，乳头乳晕相对上移，类似于乳房假性下垂（图3-4-1）。多发生在假体置于乳腺下的患者。

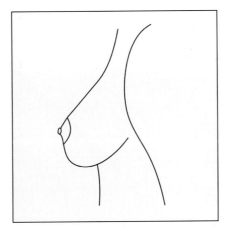

图 3-4-1　乳房下极膨出

原因分析

　　原因一：乳房皮肤松弛。

注：有时假体上被覆的乳腺组织会发生变化，这是正常的生理过程。如妊娠、哺乳、体重增加和重力性改变等因素都会导致被覆乳腺组织下垂，如果假体位于乳腺后腔隙，那么它可能会随着乳腺组织下降到下极，引起乳房下极皮肤延展、变薄。

　　原因二：植入假体过大。

注：如果术中植入的假体对最初的皮肤被覆来说过大或过重，会加速乳房下极皮肤的延展、变薄。

矫正方法

对于假体植入后的下极膨出，可在移除旧假体后，再植入一个新的位于胸大肌后腔隙的较小假体，同时去除乳房下极的多余组织。

（1）术前测量乳房宽度，参照表3-4-1，来确定比例合适的乳头—下皱襞最大延伸距离（N：IMF），根据此延伸距离于乳房下极标记下皱襞位置，并优先采用下皱襞切口。

表3-4-1　乳房基础宽度与理想的乳头—下皱襞最大延伸距离的关系

基础宽度（cm）	10.5	11.0	11.5	12.0	12.5	13.0	13.5	14.0	14.5
N：IMF	7.0	7.0	7.5	8.0	8.0	8.0	8.5	9.0	9.5

（2）打开包膜，将假体取出。

（3）将相对小的新假体植入胸大肌后间隙。

（4）若只存在纵向皮肤多余，可只于下皱襞切除多余的横向组织。若存在横向及纵向多余皮肤，则行倒T形切口缩短横向及纵向组织（图3-4-2）。因胸骨上凹至乳头距离无明显变化，因此乳头位置可不予调整。

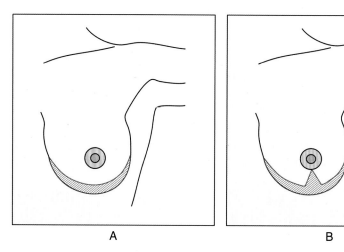

A　　　　　　　B

图3-4-2　（A）若只存在纵向皮肤多余，可只于下皱襞切除多余的横向组织。（B）若存在横向及纵向皮肤多余，则行倒T形切口缩短横向及纵向组织

（5）缝合前次手术的乳腺后间隙，以防止假体重新滑入乳腺后间隙。

（6）逐层缝合，适度加压包扎。

假体下移：下皱襞异位

当假体下移超过先前手术时的下皱襞位置，即出现乳房下皱襞异位，原下皱襞处的切口会上移至乳房上，则常需进行手术矫正（图3-5-1）。

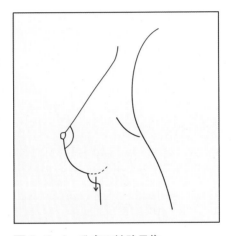

图 3-5-1 乳房下皱襞异位

注：测量肚脐中心至乳房下皱襞6点钟位置的两点间距离，可对下皱襞下降程度进行定量以明确诊断。其相较于锁骨或胸骨上凹至乳房下皱襞的距离，准确度更佳。

原因分析

原因一：胸大肌下层次剥离时用力不当，层次不清，破坏了胸大肌和腹直肌的完整性，造成假体通过胸大肌和腹直肌的缺损突入皮下。

原因二：乳腺下层次剥离时范围过大。

原因三：分离的置放腔内使用类固醇激素类药物，使假体下部或切口部变薄，假体易向下或切口部移动或下垂。

注：局部应用类固醇激素可防治包膜挛缩，但其不良反应是可使假体下垂，局部组织萎缩变薄，因此首次隆乳不应将其作为常规药物，同时接受手术者乳腺菲薄被列为使用类固醇激素的禁忌证。

矫正方法

　　在术后早期，轻度的位置不良可通过外部加压包扎治疗，经保守治疗无效时需再次进行手术矫正。如果乳房假体植入在乳腺组织下可在胸大肌下重新分离腔穴后植入乳房假体，如果乳房假体植入在胸大肌下可做纤维囊缩小，通过关闭原有的部分假体置放腔来正。如纤维囊存在挛缩，或可先取出假体，剥除纤维囊，在创面愈合后，再重新分离腔隙，植入假体。

注：

（1）包扎方法，单侧偏低者第一圈将绷带从双胸上极轻轻缠绕，第二圈开始绕至偏低一侧的下极位置并用力将绷带提拉以达到上托假体的作用，反复缠绕2~3圈（图3-5-2）。双侧偏低者这类情况在乳房位置调整中比较难达到理想效果。在患者卧位时进行。将绷带从双胸位置进行八字缠绕包扎，但是绕至乳房下极的时候要给予加压上提的力度。

（2）有时患者原始的乳房下皱襞在躯干上并不处于同一水平线（图3-5-3）。在矫正手术时，不应仅关注乳房下皱襞的高度是否在同一水平，还应注意两侧乳头至下皱襞的距离是否相等，如仅仅只是调整两侧下皱襞水平在水平方向上一致，而没有保证两侧乳头—下皱襞距离相等，可能会导致乳头、乳晕在乳房上的位置不正。从美学效果考虑，使两侧乳头—下皱襞距离相等是优先考虑的因素。

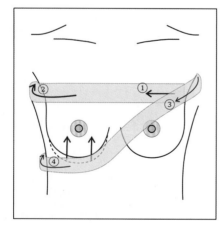 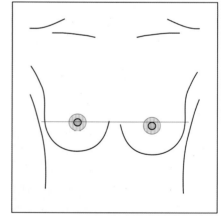

图 3-5-2　单侧偏低绷带包扎保守治疗　　图 3-5-3　在矫正手术时，不应仅关注乳房下皱襞的高度是否在同一水平，还应注意两侧乳头—下皱襞的距离是否相等

　　（1）如果对侧乳房外形良好，且乳头—下皱襞距离与乳房宽度比例合适，可以在正常侧下皱襞线上每隔1cm画点标记，测量乳头到各点的最大延伸距离。并将各组测量数据在患侧乳房每隔1cm处进行标记，然后将标记点连接起来，以确定理想的下皱襞线位置（图3-5-4），注意的是所有数据均是在皮肤最大延伸的条件下测量所得。

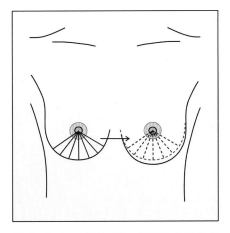

图3-5-4 测量正常一侧的乳头到各点的最大延伸距离，将各组测量数据在患侧乳房标记并将标记点连接起来，以确定理想的下皱襞线位置

注：如果两侧乳房均有畸形，则需先测量乳房宽度，参照表格3-5-1，来确定比例合适的乳头—下皱襞最大延伸距离（N∶IMF）。

表3-5-1 乳房基础宽度与理想的乳头—下皱襞最大延伸距离的关系

基础宽度（cm）	10.5	11.0	11.5	12.0	12.5	13.0	13.5	14.0	14.5
N∶IMF	7.0	7.0	7.5	8.0	8.0	8.0	8.5	9.0	9.5

（2）优先选用乳房下皱襞切口入路，准确设计切口于原乳房下皱襞。

注：亦可选用乳晕切口入路，但下皱襞入路更为直观方便。

（3）打开包膜，于胸大肌下将假体取出。

（4）以手持电凝笔尖端在前包膜壁内表面施压，确定电凝点与外侧皮肤表面之前做好的标记点相对应，如果刚好在皮肤标志点之下时，立刻用电凝在包膜内表面相应位置进行标记。重复此操作将内表面每个电凝点连接起来，便形成了理想的前包膜闭合线（图3-5-5）。

注：以此种办法取代用针头经皮肤标记点穿刺到包膜内表面标记的方法，更加简单有效。如确定理想的新乳房下皱襞位置困难，则最好保留较多的包膜，且包膜切开位置低于初始评估的位置，以防止没有足够的包膜覆盖假体下极。

（5）以手按压皮肤标记点并观察前包膜内的标记点，使其与相对的后包膜壁表面相接触，在后包膜壁表面与前包膜壁表面接触的对应各点上用电凝进行标记。

（6）将包膜内前后壁相对应的标志点精确地连接成一条线，作为关闭腔隙的理想缝合线。

（7）稍分离切开的包膜边缘形成新鲜的创面，以促进创面愈合及瘢痕稳固，同时也提供了清楚的包膜边缘便于精确缝合定位（图3-5-6）。

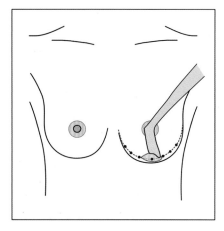

图 3-5-5   标记前包膜闭合线

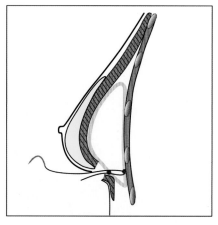

图 3-5-6   在腔隙的理想闭合线处稍分离包膜边缘以形成新鲜的创面，以利于缝合及促进创面愈合

注：对于皱襞下方的多余包膜，说法不同，可将之切除，为将来的愈合提供新鲜创面（图3-5-7）。亦可保留，减少剥离后创面的渗出。

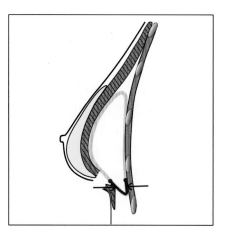

图 3-5-7   亦可将多余包膜切除形成新鲜的创面

（8）闭合纤维囊，先将切口之外内侧及外侧的纤维囊缝合关闭，注意检查并调整每条缝合线的位置和深度，每次尽量缝合在致密的组织上，需反复调整以使腔隙的轮廓线光滑。最后在切口处缝线，但不打结，放松缝线，植入假体后，打活结，检查假体的位置及形态，满意后打结。

（9）留置引流，逐层缝合皮肤。加压包扎。

第六节 假体内移：连体乳房

　　当隆乳后乳房假体异位出现在乳房内侧时，可用一个专有名词描述：连体乳房（Symmastia）。连体乳房表现的严重程度不同，轻者表现为两个独立的假体植入腔，重者双侧假体共用一个假体植入腔，伴有或不伴有假体的下方异位（图3-6-1）。

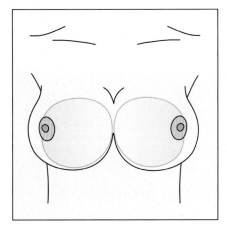

图 3-6-1　假体内移导致连体乳房

原因分析

　　原因一：相对于患者的乳房，植入的假体的体积过大。

　　原因二：过度的内侧分离或者胸大肌起始点的分离是造成连体乳房的重要因素，如双平面分离时误将内侧胸大肌起点剥离（图3-6-2）。

　　原因三：减弱变薄的乳房组织会使患者有出现连体乳房的风险。

　　原因四：胸廓凹陷症患者，基于胸廓的角度和张力，会出现假体被动地向内侧移动，极大地增加了出现连体乳房的风险。

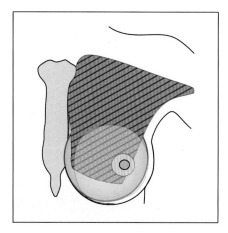

图 3-6-2　双平面隆乳时误将胸大肌内侧起点分离

矫正方法

　　如果厚假体位于乳腺后，可以通过将植入腔隙转为胸大肌后腔隙，或者双平面（乳房下极皮肤指捏厚度大于5mm且不伴有假体下方异位）来解决，虽然可将假体留置于乳腺后来矫正，但是将假体位置转变为胸大肌后腔隙的操作更易行，也更可靠。

　　如果厚假体植于胸大肌后，可将原包膜内侧通过缝合进行包膜融合，但操作困难。可于胸大肌与旧包膜之间形成一个新的胸大肌后间隙，操作相对简单。

注：当然亦可选择形成新的乳腺后间隙，但需要注意的是：第一，胸大肌下假体产生了连体乳房后，胸大肌已经不再附着于胸骨边缘，在新的乳腺后间隙分离时，除非停止分离胸骨外缘，否则会发现分离至胸骨外缘时，新的乳腺后间隙和产生连体乳房的胸大肌后间隙会相通（图3-6-3）。第二，连体乳房患者往往很瘦，皮下脂肪和腺体很薄，而乳腺后植入假体需要满足一定的组织厚度，以免假体显露。

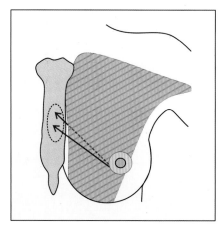

图 3-6-3　如选择在乳腺后间隙剥离，需注意剥离到胸骨外缘时，新旧腔隙最终是相通的

（1）手术通常采用乳晕切口。

注：亦可采用乳房下皱襞切口，但只要乳晕有足够的直径保证良好的视野和通路，乳晕切口下会更
　　容易进行操作。

（2）分离从软组织直达胸大肌下假体包膜，在包膜前壁和胸大肌间分离，分离停止于预期的分
离腔隙界线内（图3-6-4）。

注：在乳房下部区域，是比较容易分离的，在向上分离时，往往会变得越来越困难，如果无法在同
　　一平面顺利分离，那么可以做一个水平向的包膜切开，借此可以将假体的最下部分放入新的胸
　　大肌后间隙，上部仍位于原包膜囊内。

（3）进行足够宽的包膜切开，取出假体。

注：光面假体取出时容易，毛面假体由于其表面包膜的紧密粘连，可能会在取出时破坏已经完好分
　　离的包膜。

（4）闭合旧包膜。在新腔隙分离范围外的旧腔隙内侧或下方异位区域，必须在旧腔隙内用缝线
关闭无效腔，在新腔隙分离范围内的旧腔隙区域，可以从前壁表面进针，穿经包膜后壁进行缝合关
闭无效腔的操作（图3-6-5）。

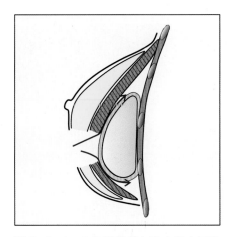

图 3-6-4　在包膜前壁与胸大肌之间进行分离

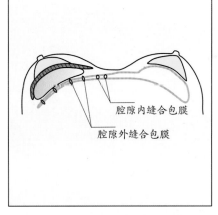

腔隙内缝合包膜

腔隙外缝合包膜

图 3-6-5　在新剥离范围内的包膜前后壁可在包膜腔隙外缝合关闭。在新包膜剥离范围外的包膜前后壁需在包膜腔隙内缝合关闭

注：

（1）包膜上的假体压迫作用有助于挤压和消灭无效腔，但是胸骨前方例外，因为在此处没有新的假
　　体来压迫旧腔隙。

（2）旧包膜前后壁之间的牢固固定可以防止新间隙内假体重量作用引起的包膜前壁相对于包膜后壁
　　的剪切活动。

（3）该方法的缝合的位置与包膜融合不同，在原包膜腔隙外剥离新的层次后缝合可以是不规则的，

主要目的是消除旧腔隙。而包膜融合是将假体植入原腔隙，需要平滑的缝合以形成新的腔隙界限。这也是为何于胸大肌与旧包膜之间形成新的剥离腔隙相对简单的原因。

（5）植入假体，如此时并未充分地分离腔隙，可逐步少量地扩大新的假体腔隙，直到间隙比所容纳的假体略大为止。调整时尽可能采用少量分离累加的方式。

注：

（1）连体乳房二次修复手术出现问题往往是因为新假体重量和大小超出了自身组织所能承受的限度，除非连体乳房畸形是明显由于原手术囊腔分离过大，且原假体尺寸对患者来说正好合适，否则，新假体的尺寸应适当缩小。

（2）经常会出现患者对更换成比原来假体小的新假体不满意，但选择大的假体又会降低成功率的情况。因连体乳房复发或假体大小都会引起不满意，所以，术前需要对此进行充分沟通。

（6）留置引流，逐层缝合，加压包扎。

注：对于一些连体乳房较重而且假体向内下移位的患者，在成功进行连体乳房矫正后，由于连体乳房区域类似"扩张器"的作用，内下侧存在大量多余的皮肤，常会出现"垂兜"样畸形，这种畸形很难矫正，须在术前预见，并予以交代。

第七章 双峰畸形

妊娠、哺乳、体重增加和重力性改变等因素都会造成被覆的软组织下垂。如果假体位于胸大肌后腔隙，那么可能出现假体保持在高位，而乳腺组织向下松垂，称为"瀑布畸形"或"双峰畸形"。

原因分析

原因一：术前即存在乳腺组织下垂，错误地采用胸大肌下平面植入假体（图3-7-1）。

注：对于已存在的乳腺下垂，传统的胸大肌下隆乳几乎不可避免地会失败，因为没有解决腺体肌肉间隙软组织连接薄弱的问题，腺体向下滑动在乳房下部形成双峰畸形。

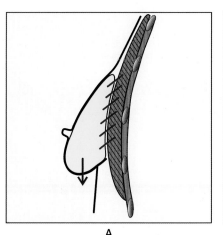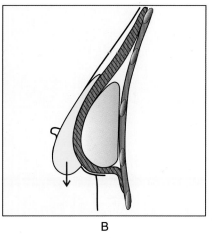

A   B

图 3-7-1   （A）术前即存在乳腺组织下垂。（B）腺体向下滑动，在乳房下部形成双峰畸形

原因二：胸大肌下假体植入后，乳腺组织随生理变化发生下垂。

注：胸大肌及乳腺间隙内软组织活动度相当大，可以让乳腺随时间推移或因怀孕而向下移行。且当乳房下极包被的皮肤组织被拉伸时也会使乳腺腺体团块下移。

矫正方法

如乳房下极皮肤指捏厚度大于5mm，则选择双平面方法，取出原假体后通过2型或3型双平面的腔隙分离，置入全高、中突的解剖型毛面假体，可为大多数患者带来良好的矫正和远期效果。如果效果欠佳，则加以乳房缩小术来去除过多的腺体。

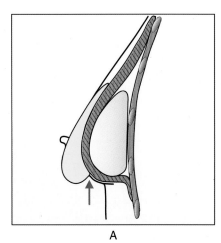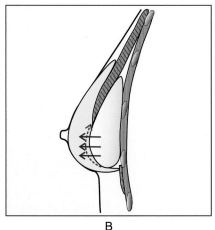

A   B

图3-7-2　在下皱襞处分离胸肌起点，随着分离，肌肉下缘会向上移动，使假体压力向前扩张乳房下极，打破造成双峰畸形的不稳定的乳腺－肌肉交界面

注：

1. 假体的选择

全高：一个全高、形态稳定的假体最有希望在乳房上部保持良好的填充效果。

中突：中突假体可以最大化与假体重量和突度相关的假体前表面区域，在假体基底尺寸一定时，高突和极高突假体的重量会过度增加。常见的错误观点认为高突或极高突假体为最佳选择，但对一定基底宽度的乳房来说，高突和极高突假体额外增加的重量导致了额外的乳腺萎缩，乳房下极的皮肤拉伸和潜在的假体边缘显露等。这些负面影响和组织变化的结果是不可逆和无法矫正的，与中突假体相比，高突和极高突假体带来的这些负面结果远比其能带来的美容效果要重要得多。

解剖型：不过度增加假体的重量来维持足够的乳房上部填充分布，可预期地维持最大面积的乳房下部向前压力。

毛面：毛面结构在术后包膜形成后可产生摩擦力维持假体的位置，为包膜和实质组织提供粘连的机会，使得假体表面实质组织向下方移位的可能性降到最低，避免了双峰畸形的发生。

2. 植入平面的选择

采用Ⅱ型或Ⅲ型双平面分离可降低腺体从肌肉表面的下滑，使乳腺实质后平面与前包膜形成最大限度的粘连，以提供足够的承担力来最大限度减少下移。同时胸大肌向内上方向旋转完善了内上方软组织的覆盖。但必须了解到乳腺组织依然会不可避免地从假体周围形成的包膜表面向下滑，没有哪一型的假体能确保腺体组织不继续从包膜表面向下滑动。当腺体组织出现下滑时，就必须通过正规的乳房缩小术去除乳房下部皮肤组织来矫正。

（1）优先采用乳房下皱襞入路，离断下皱襞胸大肌起点，向内侧分离不能超过胸大肌内侧界（图3-7-3）。

注：亦可采用乳晕切口，但在双平面技术中取下皱襞切口可以为胸肌位置的调整提供最大限度的暴露、控制和多样性选择。取出假体后测量乳头至下皱襞的最大距离（N：IMF）及乳房基底宽度（BW），如N：IMF≤9.5cm并且BW≤13cm，一般可通过Ⅱ型或Ⅲ型双平面隆乳术矫正；如N：IMF＞9.5cm或BW＞13cm时，应在双平面隆乳术的基础上加以乳房缩小术来矫正。

（2）于假体包膜表面分离后，切开包膜，取出假体。

（3）以手指从切口伸入胸大肌后间隙中，向前拉伸提起胸大肌和乳腺组织以模拟假体植入后预期的扩张效果。同时在另一只手的辅助下，感觉覆在表面的乳腺组织扩张的程度和在垂直方向的松弛程度，对于伴有明显乳腺下垂或皮肤松弛的患者，逐渐分离双平面使覆盖的腺体尽可能地得到扩张，这样可以防止出现"双峰畸形"或"瀑布畸形"。

注：分离时应一点点进行，以1cm为单位，逐渐分离胸大肌表面的实质组织，用双手触诊不断感觉分离后松解的效果，分离到前方软组织包被扩张不再受限制即可停止。此操作的目的是要用最少的分离达到合适的假体-腺体肌肉接触面积（图3-7-4）。

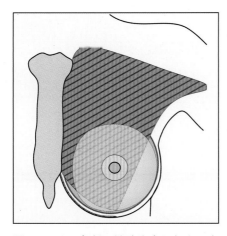

图 3-7-3　离断下皱襞胸大肌起点，向内侧分离不超过胸大肌内侧界

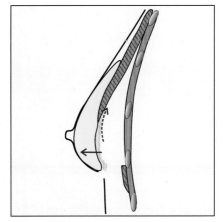

图 3-7-4　逐渐分离胸大肌表面的实质组织，用双手触诊不断感觉分离后松解的效果，分离到前方软组织包被扩张不再受限制即可停止

（4）用抗生素盐水冲洗植入腔，将拉钩放置在胸大肌下缘深面，植入全高、中突的解剖型毛面假体，以手指平顺不平滑的胸大肌游离端，坐位观察效果。

注：

（1）植入假体大小的选择（表3-7-1）。

表 3-7-1　植入假体的大小

基底宽度（cm）	10.5	11.0	11.5	12.0	12.5	13.0	14.0	14.5	15.0
起始体积（mL）	200	250	275	300	300	325	375	375	400
如乳房皮肤前拉伸度 APSS ＜ 2.0cm，–30mL，＞ 3.0cm，+30mL，＞ 4.0cm，+60mL									
如乳头—下皱襞距离 N：IMF ＞ 9.5cm，+30mL									
如乳腺实质分布 PCSEF% ＜ 20%，+30mL，如 PCSEF ＞ 80%，–30mL									
最终体积（mL）		200	250	275	300	325	350	375	400
对应 N：IMF		7.0	7.0	7.5	8	8	8.5	9.0	9.5

（2）可使用拉钩将腺体和胸大肌下缘之间的接触面保护起来，以防止植入假体时双平面被过度分离。

（3）如果坐位观察实质组织倾向于向下滑离假体前表面，或乳头、乳晕位置不是最佳，或中间围绕乳头、乳晕的包被组织过度松弛，应将Ⅱ型双平面改成Ⅲ型双平面。不应一开始便使用Ⅲ型双平面隆乳，因Ⅰ型或Ⅱ型双平面腔隙通常不限制假体前方的突度，又能提供更多面积的软组织覆盖（图3-7-5）。

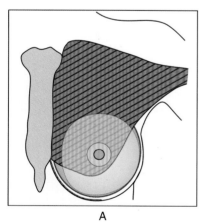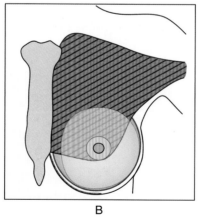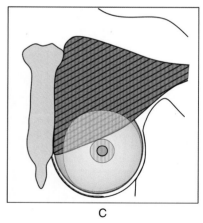

A　　　　　　　　　　　B　　　　　　　　　　　C

图 3-7-5　（A）Ⅰ型双平面。（B）Ⅱ型双平面。（C）Ⅲ型双平面

（5）在前述所有措施在术前和术中都已做到的前提下，若将患者调至坐位时腺体团块仍显著下垂，术者应考虑在植入假体的同时行乳房缩小术（图3-7-6）。

注：过量的包被组织往往在垂直位和水平位均存在，在矫正这种畸形时要确保去除足够的皮肤组织。而为了减少瘢痕采取乳晕及垂直切口的乳房缩小术因未能切除足量的乳房下极皮肤，通常不能矫正此继发畸形。

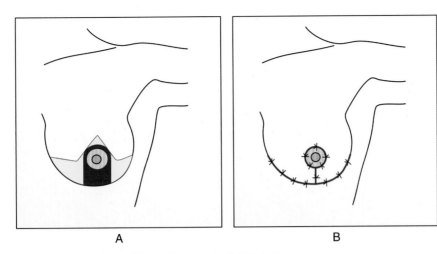

图 3-7-6 如腺体团块仍显著下垂可行乳房缩小术

（6）缝合皮肤。

乳房下极拉伸

乳房下极拉伸是乳房缩小术后远期并发症之一，可产生乳头位置相对过高的错觉（图3-8-1）。

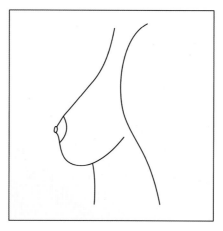

图 3-8-1 乳房下极拉伸

原因分析

原因一： 乳房下极的体积过大，因重力因素，导致了乳房下极被拉伸畸形。

注：随着乳头深部乳腺组织的下降，乳头的相对位置表现过高。

原因二： 乳房缩小手术中垂直方向去除皮肤量不足时导致下极拉伸的外观。

矫正方法

切除过多的皮肤以缩短乳头到下皱襞的距离，并通过改变软组织的位置，将乳房下极的组织向上折叠，来提升下皱襞上方下垂的皮肤和乳房组织。这种方法可以增加上极的体积，使上极更加饱满，使乳头更好地处于乳房的中心。

注：此方法亦可修复乳房下缘的过渡不圆润，可在术前通过将皮肤组织折入腺体模拟改善后的外观

形态，如效果不佳，则需针对形态不佳的原因进行综合性修复。

（1）标记正确的乳房下皱襞位置（图3-8-2）。

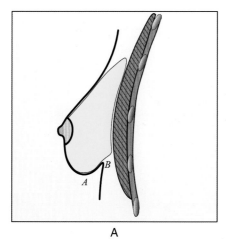
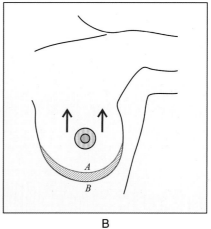

A　　　　　　　　　　　　　　　　B

图 3-8-2　标记下皱襞过多的皮肤

注：亦可根据实际情况采用倒T形切口设计，可同时切除水平及垂直方向上多余的组织。

（2）将乳房下极多余的皮肤部分去表皮后，折入腺体后并固定于胸壁上。可增加乳房上极体积并改善外形（图3-8-3）。
注：如前次手术为下蒂，注意勿损伤到血管蒂部，以免影响血运。

（3）缝合皮肤（图3-8-4）。

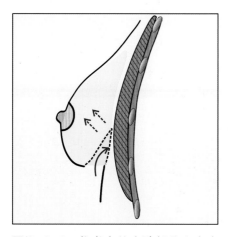
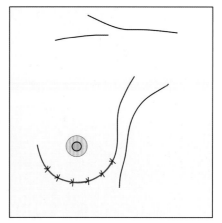

图 3-8-3　将多余的皮肤部分去表皮　　图 3-8-4　缝合皮肤
后，折入腺体后

第九节 乳头、乳晕坏死

乳头和乳晕是乳房的点睛之笔，没有乳头和乳晕的乳房，不仅没有了完美乳房的形态，而且会给人带来沉重的心理负担。

原因分析

原因一： 血运破坏。多由于采用术式不当、蒂部去表皮深浅不均、乳晕周围切口过深或周围皮肤广泛分离、所用电刀功率过大，破坏了皮下血管网，导致乳头和乳晕的血运障碍。

注：术后如乳头、乳晕皮肤色泽苍白，温度降低表示有动脉供血不足，需找出原因，辅助性的措施有：镇静、止痛、保温、补充血容量、改善微循环，有条件的还可以进行高压氧舱治疗。

原因二： 通过乳房缩小术关闭切口时，蒂部的过分折叠导致乳头的血运减少。

注：蒂部设计过长折叠后，新乳头呈现"塔尖"样改变，加剧术后肿胀，继发血供障碍。

原因三： 巨乳缩小术的血管蒂因素，单蒂的长宽比大于2：1，乳头、乳晕上移超过7.5cm时，乳头、乳晕坏死的风险较大。

原因四： 巨乳缩小术后加压不当，静脉回流不畅，造成血液淤积，微循环障碍，组织缺血、缺氧，继而导致坏死。

注：如乳头、乳晕皮肤呈发绀或有青紫斑点，表示静脉回流不畅，可将乳晕周边切口的缝合线拆除数针，使周边的积血能不断流出，扩大静脉的引流。

原因五： 不可复性乳头内陷的矫正术时，正常分离应在乳头根部，当松解挛缩过浅，广泛过浅的分离则易出现乳头皮肤坏死。

原因六： 乳头内陷矫正术时乳头颈部紧缩过度，术后局部严重肿胀，会使乳头血运受阻，造成乳头坏死。

原因七： 危险因素如吸烟、肥胖、高血压、糖尿病、重度下垂患者。

注：吸烟会使病情更加复杂化，术前需至少戒烟4周。

矫正方法

当乳头、乳晕发生坏死不可挽救时，要保持局部清洁，防止继发感染，可用50%酒精做局部湿敷使坏死组织局限、干燥、脱落，当坏死的组织界线明确时，可手术清除坏死组织，消灭遗留创面。再造应在前次手术后0.5~1年时进行，待新乳房形态稳定，瘢痕收缩期过后进行。

乳头的再造可采用皮瓣或皮瓣+软骨支撑的方法，目前，较常用的皮瓣是由星形皮瓣改良而来的箭式皮瓣，这类皮瓣的相同点是均为一个纵向瓣，加一个帽子和两个侧翼。

乳晕的再造可采用植皮，或文刺，或植皮+文刺的方法，植皮可与乳头重建同时进行，而乳晕文刺通常在乳头重建术后2~3个月、乳晕植皮重建愈后3~4个月进行。

注：

（1）乳头再造的核心问题在于凸度的维持，目前，所有再造方法都存在着随时间延长而凸度变小变平的现象，主要影响因素包括乳头基底缺少充足的坚韧结缔组织支撑、皮瓣自身回缩和伤口瘢痕挛缩造成的牵拉力。

（2）如需进行较大乳头的再造，需使用冰靴皮瓣（图3-9-1）。

图3-9-1 **冰靴皮瓣**。冰靴皮瓣可以再造出任意大小的乳头，当对侧乳头的凸度超过6mm时，可选用冰靴皮瓣。（A）设计高度与宽度要矫枉过正，直径为对侧乳头的1~1.2倍，高度为对侧乳头的2倍。（B）在外侧瓣向中央过渡，在中央区域从真皮下进入脂肪组织向深处分离，形成指状凸起并与中央瓣皮肤相连的脂肪组织。（C）缝合关闭中央V形供区，这个创面的关闭为再造乳头提供了平台，并将外侧瓣从基底开始朝其尖端的方向包绕中央的核心组织，形成再造的乳头。（D）供区可用全厚皮片来移植封闭。创面的关闭宁可选择全厚皮片，也不应在张力很大的情况下强行关闭，因存在张力的情况下几乎无一例外会导致瘢痕过宽

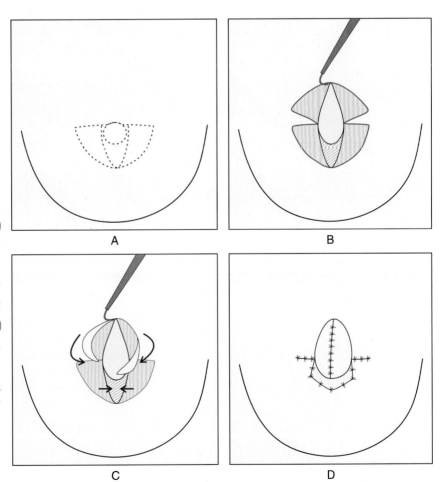

A

B

C

D

（3）健侧乳头劈分移植是比较传统的方法，现已较少应用，但在健侧乳头凸度较大时，还是可以纳入考虑的，其优点在于乳头的颜色及质地与对侧相同，再造的乳头在移植存活后可有感觉及勃起功能。缺点在于供区乳头畸形且感觉减退。

（4）乳晕再造的核心问题是色素的减退，过去乳晕再造多采用全厚皮片移植的方法，其优点是提供了一个与周围组织有不同结构且有褶皱的表面，且有着不同的颜色，然而，即使乳晕植皮后有色素沉着，与对侧相比也会有色差，且几乎所有的全厚皮片都会随时间的推移经历一个色素减退的过程。现在最好的办法是真皮内文刺，该方法可以在广泛的颜色选择范围内找出与对侧乳晕相配的颜色，可与植皮术联合应用，也可单独应用，通过反复几次的文刺使色泽加重，达到极为理想的对称性。

（1）患者坐位，以胸骨柄上方为顶点，健侧乳头为底边顶点，构建等腰三角形，以确定再造乳头的位置（A）。测量健侧乳头的直径1.2倍作为患侧乳头直径（D），由D计算出患侧乳头周长（πD），测量健侧乳头高度的2.0倍作为患侧乳头的高度（H）。以上述确定的乳头位置（A）为中心，进行皮瓣的绘制设计线（图3-9-2）。

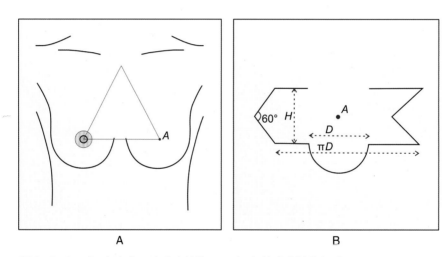

图3-9-2　（A）确定再造乳头的位置。（B）箭式皮瓣的设计

注：

（1）研究显示箭式皮瓣乳头再造，术后1年高度回缩率37.5%，术后2年高度回缩率46.2%，同时乳头直径回缩率术后1年为15.8%，术后2年为17.1%。

（2）通常将皮瓣的蒂部设计在上方，以此来隐蔽再造乳头上的切口瘢痕。亦可以根据手术需要，在不影响血运的情况下随意设计蒂部的方向。

（2）按设计线切开皮肤深层达脂肪层，锐性分离掀起皮瓣至蒂部，蒂部保留较多的脂肪组织以增加皮瓣的血运及再造乳头的体积（图3-9-3）。

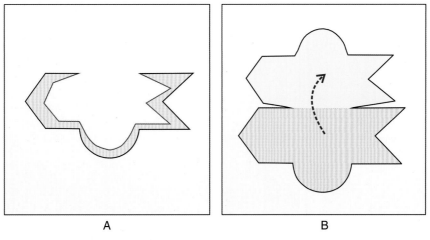

图 3-9-3 （A）按设计线切开皮肤深层达脂肪层。（B）锐性分离并掀起皮瓣至蒂部

（3）将掀起的皮瓣对位缝合围成一个圆柱体，凸起的半圆形部分覆盖在圆柱体的顶端上，形成完整的新乳头（图3-9-4）。

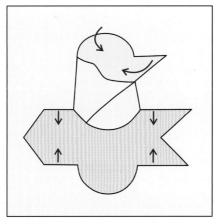

图 3-9-4 将掀起的皮瓣对位缝合围成新乳头外形

（4）缝合前可选择性在乳头内植入自体肋软骨，需将肋软骨雕刻成带底座的柱状支架，宽约0.5cm，高0.8~1.0cm，待新乳头圆柱体围成后，将其植入圆柱体内，并以缝线固定于皮瓣蒂部。

注：放置肋软骨的患者当触摸乳头时有硬度和弹性感，未放置肋软骨的患者乳头无弹性，无正常乳头的实质感，压制绵软。雕刻的乳头支架高度不宜超过1.0cm，固定时要在蒂部脂肪层内，顶部约达新乳头的中部，待乳头凸度回缩稳定后，肋软骨支架刚好起到维持乳头韧性的作用。

（5）在皮瓣掀起后的残留创面做皮内和皮肤的间断缝合（图3-9-5）。

注：在皮瓣塑形和缝合时，须小心不能使皮瓣过度扭曲，皮瓣过紧、皮瓣过度扭曲或是过多缝合会造成缺血，从而导致皮瓣坏死。再造时，如出现皮瓣缺血，必须立刻拆除必要的缝线或改变皮瓣的移植方式，一般情况下，只需拆除1~2处缝合即可改善。

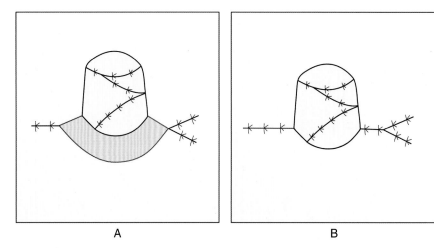

图3-9-5 （A）缝合皮瓣形成新乳头。（B）缝合关闭残留创面

（6）如进行乳晕移植，可取小阴唇全厚皮片进行移植。

注：再造可选择耳后、小阴唇、大腿内侧的全厚皮片，上述部位切取全厚皮片后，供皮区可直接拉拢缝合，但就色泽而言，以小阴唇为好。

（7）可将剩余的软骨颗粒埋置于周围乳晕下，模仿对侧乳晕的蒙氏结节，如未行乳晕移植，亦可提前将软骨颗粒植于皮下，待后期文刺后效果更加真实。

（8）术后护理。乳头再造术后，需保护乳头以免受到外部压力的损伤，为此，可在患者乳头周围放置一个泡沫橡胶圈，佩戴1个月左右，以此保护再造的乳头，预防再造的乳头因早期受到的机械压力而导致凸度丧失。如采用皮片移植再造乳晕，术后需放置敷料垫，以确保移植物与基底的移植床保持最大限度的接触，敷料垫最少保持5天。

（9）乳晕文刺。根据对侧乳晕大小，以重建的乳头为中心画出乳晕范围，按照对侧乳头的颜色调配色料文身。

注：文刺术在真皮内着色，深浅要适宜，太浅可脱痂，太深可被巨噬细胞处理，这些都是导致早期褪色的原因。在单侧患者中，颜色的选择要比对称稍微深一些，后期色素会减退，可根据需要再次补色。

第十节 乳头、乳晕不对称

在所有乳房手术中，乳头、乳晕对于乳房的对称性都起着至关重要的作用。如果有很明显的乳头、乳晕不对称，很可能造成患者对手术效果的不满意。

原因分析

原因一：乳房缩小术前定位或标记不准确。

注：

（1）手术前设计时患者应采取直立位，身体放松，足跟并拢，双眼平视。这种设计体位对经验不足的医生或初学者尤为重要，因为这是患者日常生活中最常用的体位，也是术后判断结果的体位。

（2）术前设计时除体位外还要考虑乳房表面皮肤的弹性。由于乳房本身存在重量和地心引力的作用，术前设计标记的新乳头、乳晕位置，正是乳房表面皮肤受牵拉最严重的部位，当解除了部分乳房的重量后，这个部位的皮肤有一定程度的弹性回缩，年轻患者弹性回缩就更明显，这也是很多乳房缩小术后出现乳头、乳晕位置不良的根本原因。为克服这种失误，在标记乳头、乳晕的位置时，应将乳房托起，使其重量不再拉紧胸上部前面的皮肤，使皮肤松弛后再标记。

原因二：乳房缩小术中缝合时由于牵拉导致乳晕变大。

矫正方法

（1）以锁骨中线作为固定标志点，确定乳头高度是否对称，如不对称，标记新乳头高度，并以对侧乳晕大小为标准，以患侧乳头为圆心标记新乳晕的大小（图3-10-1）。

（2）如双侧乳头高度不同（高度差<1.5cm），设计新月形切口，切除多余皮肤组织后缝合皮肤（图3-10-2）。

（3）如乳晕大小及乳头高度均不同，则设计环乳晕切口（图3-10-3）。

（4）去除外周的多余表皮，去表皮区域的上边界为新乳晕的平面（图3-10-4）。

179

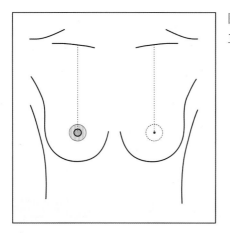

图 3-10-1　测量并标记乳头、乳晕的正确位置

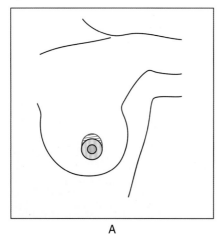

A

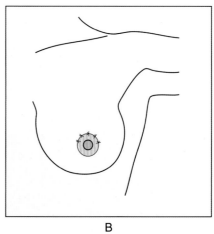

B

图 3-10-2　（A）切除乳晕上缘的新月形组织，切除量不超过 2cm。（B）缝合皮肤，上提位置较低的乳头

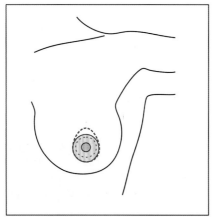

图 3-10-3　设计环乳晕切口，标记新乳晕上缘并切除多余乳晕

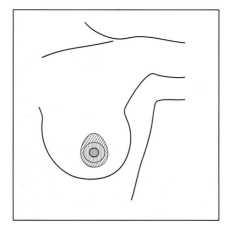

图 3-10-4　去除设计范围内的表皮

（5）采用环形连锁缝合，以减少术后乳晕被拉伸（图3-10-5）。

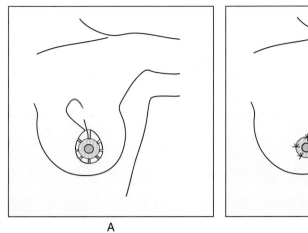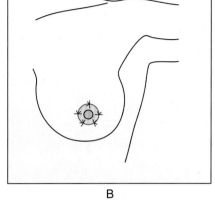

图3-10-5 采用环形连锁缝合关闭创面

注：乳晕周围的创面要比乳晕大得多，环乳晕的皮肤必须采用环形连锁缝合。

（6）如乳头位置过低程度比较严重时，常需要辅助以垂直切口来调整乳头、乳晕的位置（图3-10-6）。

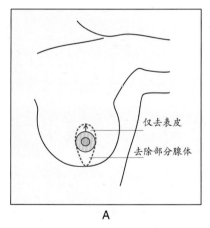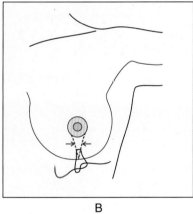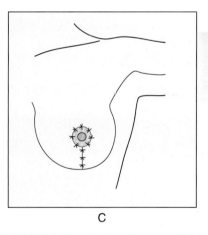

图3-10-6 采用垂直切口方式提升乳头、乳晕的位置。（A）设计切口，标记新乳晕上缘。（B）切除切口上部表皮及下部腺体，将下部内外侧组织拉拢。（C）缝合切口

注：采用环乳晕切口和乳房中部纵向V形切口相结合的方法，可以获得很好的效果，这种方法可以动员内侧或外侧的乳房组织转移至乳头、乳晕下方，从而使乳头维持在正常的位置上，除此之外，这种方法的优点还可使乳房更加突出，形态更理想。

乳晕形态不佳

乳晕形态不佳并不少见，其常表现为不同形式的"泪滴状"不对称畸形（图3-11-1）。患者常受到乳晕下方拉长的外观困扰。

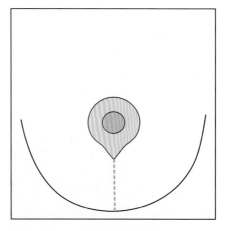

图 3-11-1　乳晕泪滴样畸形

原因分析

原因一：乳晕与垂直切口在6点钟方向汇合处的缝合不到位。

原因二：瘢痕挛缩牵拉使乳晕向下方移位。

矫正方法

（1）于乳晕下缘与垂直切口瘢痕处切开，切除乳晕与垂直切口交界区的瘢痕（图3-11-2）。

（2）于4点钟至8点钟方向于内外侧皮瓣下进行皮下剥离，将两皮瓣于皮下缝合，使缝合后的创面小于原乳晕大小（图3-11-3）。

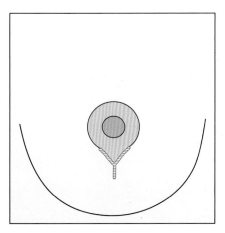

图 3-11-2 切除乳晕与垂直切口交界区的瘢痕

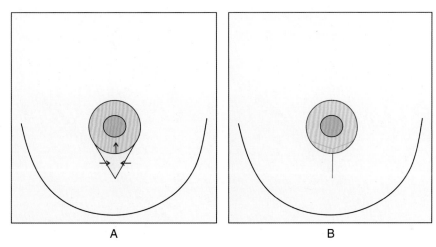

A   B

图 3-11-3 于 4 点钟至 8 点钟方向在内外侧皮瓣下进行皮下剥离,将两皮瓣于皮下缝合

（3）将理想的乳晕范围标记于内外侧皮瓣,将标记部分去表皮,形成乳晕大小的环形结构（图 3-11-4）。

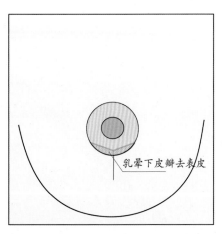

乳晕下皮瓣去表皮

图 3-11-4 将乳晕下皮肤去除表皮,形成乳晕大小的环形结构

（4）将乳晕修剪至外观满意后，放置于去表皮的内外侧皮瓣上，重建圆形的乳晕形态，在无张力的情况下缝合（图3-11-5）。

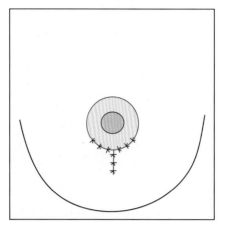

图3-11-5 缝合皮肤

乳头倾角不良

乳头上倾角在20°左右时是比较美观的，而当乳头的倾角斜向下时较为影响美观，可予以手术调节（图3-12-1）。

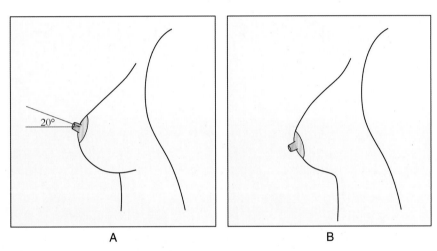

图 3-12-1 （A）乳头上倾角在 20°左右时较为美观。（B）乳头倾角不良

原因分析

原因一：再造乳头过大，重力因素造成下倾。

原因二：瘢痕组织过度收缩。

原因三：再造乳头中软骨支架倾斜。

矫正方法

如果为乳头的重力作用造成，可通过切除乳头基底部的皮肤，通过牵拉力使乳头倾角发生改变。如果为瘢痕组织的过度收缩牵拉造成，则需通过切除瘢痕以及其邻近组织，彻底松解拉力后，重新构建正确的乳头平台，如为乳头再造中植入的软骨支架偏斜造成，则需将支架取出或扶正并进行皮下缝合固定。

一、重力因素

（1）于乳头基底部设计半月形切口（图3-12-2）

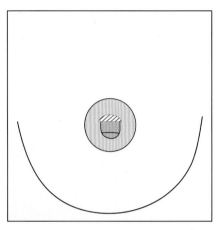

图 3-12-2　于乳头基底部设计半月形切口

（2）去除皮肤，在切除过程中注意保留真皮深层，以最大限度地确保乳头血供。

（3）缝合皮肤，通过拉力矫正下倾的乳头（图3-12-3）。

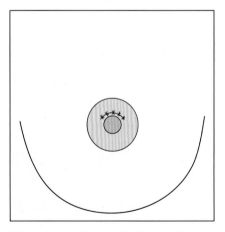

图 3-12-3　缝合皮肤，矫正下倾的乳头

二、瘢痕因素

（1）于乳头的3点钟、6点钟、9点钟方向设计乳晕切口（图3-12-4）。

（2）将瘢痕切除后将乳头上提，彻底松解牵拉乳头的力量（图3-12-5）。

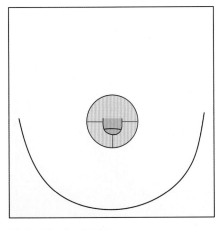
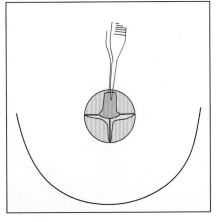

图 3-12-4 设计切口　　图 3-12-5 将乳头上提，彻底松解瘢痕牵拉

（3）将内外侧皮瓣向中间推进后，于乳头下方的乳晕处去除新月形表皮（图3-12-6）。

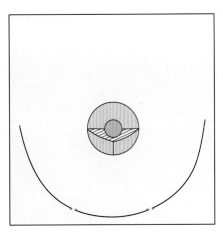

图 3-12-6 去除乳头下方乳晕处的新月形表皮

（4）向上推进去表皮后的新月形组织，使其位于乳头基底部，缝合皮肤（图3-12-7）。

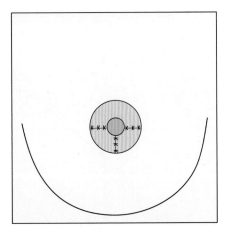

图 3-12-7 将去表皮后的组织垫于乳头基底，使乳头位于更好的基础之上

三、软骨支架因素

（1）于乳头再造基底的原瘢痕处设计切口。

（2）切开皮肤将软骨植入物取出或者将其调整位置及方向后于皮内缝合固定于皮瓣基底部。

注：必要时可重新植入软骨底座。

（3）缝合皮肤。

FOURTH PART

私密部
VAGINA

小阴唇过度切除

与楔形切除相比，小阴唇的边缘切除更容易操作。但经验不足时，较容易出现小阴唇的过度切除，甚至会导致整个小阴唇缺失。

原因分析

原因一：未在干燥的皮肤上画线，标记线易消失，麻醉肿胀后对组织保留量估计不准确，导致切除过多。

原因二：画线时过度牵拉小阴唇，因小阴唇弹性佳，牵拉后组织扭曲变形，按错误的标记线切除，导致组织切除过多。

注：要特别注意的是，小阴唇上1/3部分回缩率明显高于下2/3，因此在术前标记时要格外注意，避免在牵拉小阴唇时决定去除的组织量。

原因三：只在小阴唇内侧画线，由于小阴唇内侧和外侧长度不一致，外侧长度远比从内侧观察时短得多。仅在内侧画线易切除过多。

注：线性切除时，阴唇组织会明显收缩，经常导致留下的阴唇比预期的要少得多，在小阴唇内侧标记时应在Hart线以外。在进行小阴唇缩小时，要把握"少即是多"的原则，避免发生小阴唇"截肢"。可在无张力的情况下，以注射器针头由外侧贯穿小阴唇来标记内侧切口线。

矫正方法

小阴唇过度切除的修复非常困难。如果初次手术没有矫正阴蒂包皮，则对于有肥厚阴蒂包皮的患者来说，阴蒂包皮可作为一个皮瓣，下拉缝合到阴唇全切区域的去表皮化部分。如果没有可利用的阴蒂包皮，则建议在阴道口联合应用雌激素和睾酮，以产生理想的上皮化。

（1）于肥厚的阴蒂包皮基底全层切开（图4-1-1）。

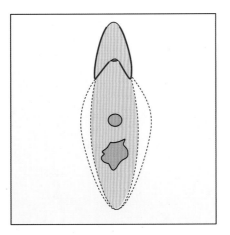

图 4-1-1　在肥厚的阴蒂包皮基底做全
层切开

（2）将阴蒂包皮向下牵拉至小阴唇缺失上段（图4-1-2）。

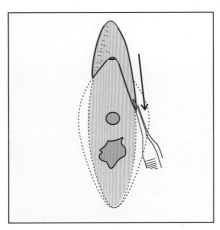

图 4-1-2　将阴蒂包皮向下牵拉至阴唇
上端，至阴蒂包皮完全舒展

（3）标记转移皮瓣的附着区域，使皮瓣附着区域形成创面（图4-1-3）。

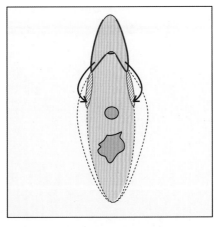

图 4-1-3　将阴蒂包皮可覆盖的区域标
记并形成创面

（4）将皮瓣逐层缝合（图4-1-4）。

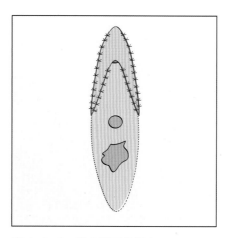

图4-1-4　将皮瓣下拉缝合

第二节 小阴唇楔形切口开裂

小阴唇楔形切除术最常见的并发症是切口开裂，尤其是在吸烟和肥胖患者中更为常见。切口开裂最常发生在楔形切口的远端（图4-2-1）。

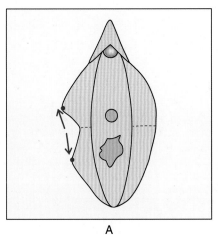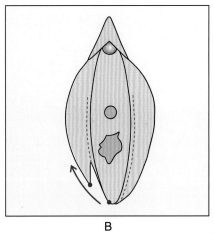

图4-2-1 小阴唇楔形切除后切口开裂

原因分析

原因一： 去除组织量过多，导致缝合张力过大。

原因二： 没有进行有效的皮下缝合。

注：术中有效的皮下缝合可以消灭无效腔并减少张力。

原因三： 术后过早活动。

注：切口裂开的修复术后10天内下肢的休息是绝对必要的。

原因四： 术后长期肿胀。

注：早期可在术后的48~72h冰敷，如果需要的话，冰敷可以继续进行，它会让身体舒适，但是如果有肿胀的话，在72h后建议热敷。

原因五：术后切口瘙痒，搔抓造成切口开裂。

注：患者因缝线的水解作用会出现切口缝合处瘙痒，排除念珠菌感染后，可对患者进行心理疏导并建议服用抗组胺剂缓解症状。

原因六：在高BMI肥胖患者与吸烟患者中发生伤口愈合问题的概率明显增高，对于这些患者，手术方案最好采用边缘切除术，因在边缘切除术中很少发生伤口愈合不良的并发症。

矫正方法

大多数情况下，首次手术后3~4个月（多数情况下6个月）才能进行修复。如果组织张力条件允许，那么小阴唇可以重新进行复位缝合固定，在这种情况下，需使切口超出纤维化的裂口区域并进入有活力的组织区，将小阴唇进行有效的皮下缝合，如张力过大，则不建议重新对合，有再次开裂的风险。

（1）将小阴唇楔形开裂的边缘瘢痕皮肤切除至有弹性的活性组织，即重新形成一个小一些的楔形皮瓣（图4-2-2）。

注：需分析前次手术开裂的原因，因修剪瘢痕后的皮瓣更小，张力更大，术后很可能再次出现开裂。

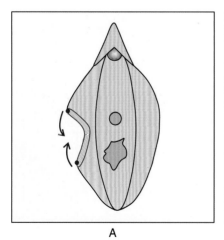 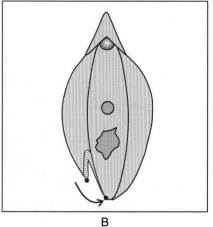

A   B

图 4-2-2　将小阴唇楔形开裂的边缘瘢痕皮肤切除至有弹性的活性组织

（2）牵拉小阴唇开裂处使其合并，检查其张力大小，如张力条件允许，则继续进行开裂切口的闭合（图4-2-3）。

注：皮下减张缝合可减少切口开裂的风险。

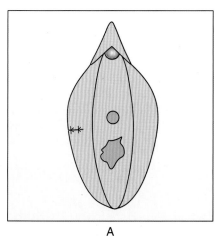
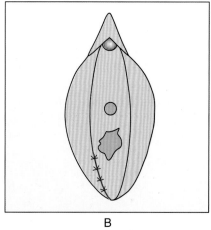

图 4-2-3　如张力条件允许，则将小阴唇开裂的两端缝合关闭

（3）如张力过大，则缝合后再次开裂的风险极大，需调整手术方案。如为小阴唇中央的楔形切口开裂，可选择将开裂处的豁口进行线性切除。如为小阴唇基底的楔形切口开裂形成的张力过大，则适当将小阴唇的长度缩短来避免过大的张力。可根据需要，参照患侧缝合后的形态调整健侧小阴唇的形态（图4-2-4）。

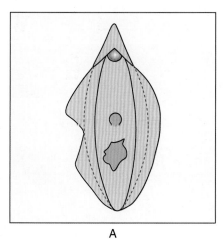
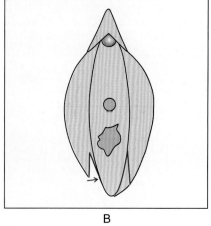

图 4-2-4　通过线性切除或将小阴唇长度缩短来矫正小阴唇切口开裂

第三节 小阴唇后联合蹼状畸形

蹼状畸形易发生于小阴唇与后方阴唇系带汇合处。由于性交时阴道口后方的撞击，患者会有摩擦不适感。

原因分析

患者本身即存在阴唇后联合，中央的楔形切除后导致阴唇后联合向上牵拉，当牵拉上提过度时，即形成蹼状畸形（图4-3-1）。

注：患者存在阴唇后联合时，在术前标记这一特殊的解剖结构并在设计楔形切口时尽量避免发生此并发症。

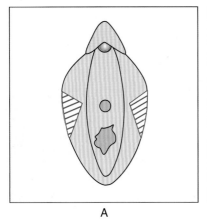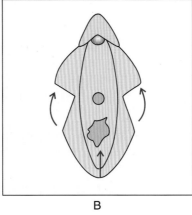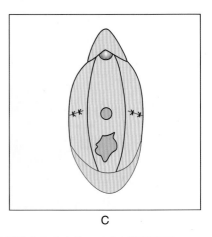

A	B	C

图4-3-1 （A）本身存在阴唇后联合。（B）中央楔形切除小阴唇后致阴唇后联合向上牵拉。（C）蹼状畸形

矫正方法

可在初次手术后半年行手术矫正，矫正方法为矢状切开蹼状畸形并于基底部楔形切除多余的小阴唇组织，消除小阴唇后联合后将皮瓣回落缝合。

（1）于小阴唇后联合中央矢状切开（图4-3-2）。

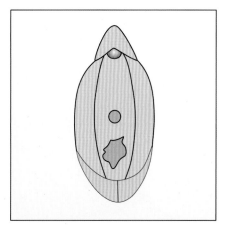

图 4-3-2　于小阴唇后联合中央矢状切开

（2）保留小阴唇边缘，于基底楔形切除，将小阴唇下缘回落至两侧小阴唇尾侧基底（图4-3-3）。

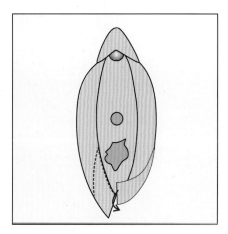

图 4-3-3　展开阴唇后联合后，于小阴唇基底行楔形切除

（3）逐层缝合（图4-3-4）。

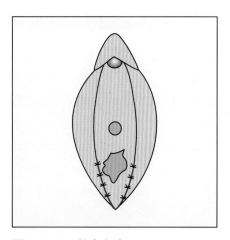

图 4-3-4　缝合皮肤

阴道缩紧程度过度

在阴道缩紧术后，常可见在阴道远端1/3~1/2处沿阴道紧缩术切口的过度缩紧，严重影响患者的性生活。

原因分析

原因一：手术时过度地进行了肌肉的折叠。

注：有些患者术前会要求进行较窄的阴道缩紧，如1~1.5指的宽度，应谨慎并说明风险。

原因二：瘢痕的过度增生。

矫正方法

首选使用扩张器进行扩张，从直径较小的扩张器开始，逐步扩大阴道，常需要1~2个月或更长时间进行渐进性扩张，对于围绝经期或绝经后的患者，可提前2~3周每晚给予患者阴道雌激素预处理。

当阴道中段存在过度折叠的肛提肌时，如前次手术用的是可吸收线缝合，可在缝线完全吸收后尝试进行渐进性扩张；如前次手术用的是非可吸收线缝合，可在缩紧明显处做一阴道内小切口，小心向下分离并拆除肌肉缝合线，在阴道黏膜富余时（前次手术未进行阴道内黏膜的切除，而将其形成褶皱时）可在松解并调整肌肉的缝合线后，将阴道黏膜展开缝合。在阴道黏膜不足时，可采用皮瓣或植皮的方式来封闭创面。

当仅为阴道口狭窄时，可采用纵切横缝、Y–V皮瓣推进、Z成形术来矫正。

（1）如为阴道口狭窄，可设计纵切横缝、Z瓣或V–Y皮瓣来进行修复。

注：

（1）纵切横缝，在狭窄处做向行切口，于皮下充分游离调动周围组织，然后做水平横向褥式缝合关闭创面（图4-4-1）。此术式成功率高，但这种方式会使阴道纵轴缩短，同时横向切口形成瘢痕，在性交时会引起疼痛。

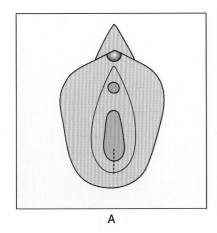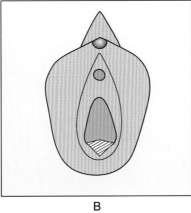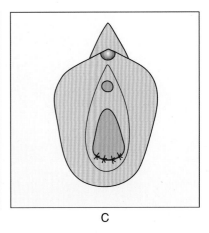

| A | B | C |

图4-4-1　纵切横缝矫正阴道口狭窄。（A）在阴道口狭窄处设计纵向切口。（B）充分进行皮下游离。（C）水平缝合关闭创面

（2）Y-V推进，在狭窄处切开，切口线略向左上及右上延伸（Y的两臂），充分游离后将中央的三角形皮瓣向下推进，缝合到垂直切口的末端（V字顶点），切口两缘间断缝合关闭创面（图4-4-2）。此法同样会使阴道缩短，且存在一定的复发率。

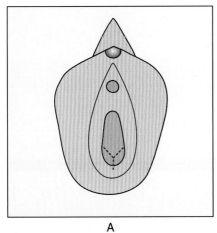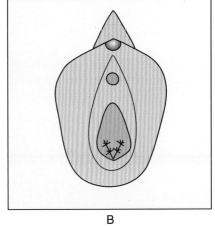

| A | B |

图4-4-2　Y-V皮瓣推进矫正阴道口狭窄

（3）Z成形，在狭窄处设计Z形，Z字中轴和两臂等长，形成两个等边三角形，与皮下充分游离并掀起三角形皮瓣，皮瓣转位后，对合创缘并间断缝合关闭创面（图4-4-3）。位于瘢痕带中间的Z成形术可以在不明显缩短纵向距离的情况下较好地增加横向距离。

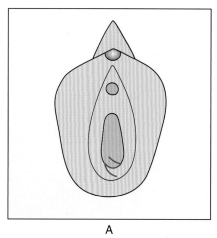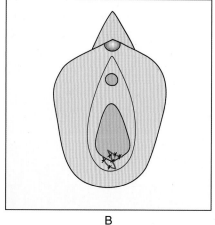

A   B

图 4-4-3　通过 Z 成形术矫正阴道口狭窄

　　（2）如存在阴道内狭窄，可采用保守的阴道内扩张的方法，亦可做一小切口，将拉紧的肛提肌进行缝线拆除松解。

　　（3）关闭创面。对阴道内创面进行缝合关闭，愈后进行渐进性的扩张。如前次手术保留了阴道内黏膜未予切除，可在封闭创面时将阴道黏膜展开后缝合，直接将阴道中段直径增大，亦可采用植皮的方式，选用中厚或全厚皮片进行移植，移植后放置支架支撑。

注：皮片移植后有挛缩的风险，挛缩后可再次形成狭窄，因此如进行中厚皮片移植需进行长期的支架支撑，以避免皮片挛缩。与中厚皮片相比，全厚皮片不易挛缩，修复狭窄时成功率更高。

第五节	阴道缩紧程度不足

阴道缩紧程度不足是阴道缩紧术后的常见问题，有时为手术的原因，有时为患者需求或心理因素的原因，需根据具体情况进行调整。

原因分析

原因一：前次手术未进行提肌的缩紧。

注：手术需由内而外改变阴道的条件，仅进行黏膜的收紧难以达到长期的效果。更不建议采用填充的方式进行缩紧，其会对阴道后壁进行扩张，如饮鸩止渴。

原因二：存在产后裂伤、阴道外口宽大的患者未进行会阴体重建，导致阴道外口宽大无改善（图4-5-1）。

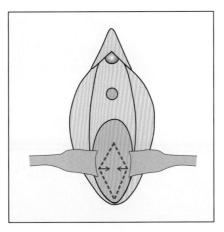

图 4-5-1　阴道外口宽大的患者在手术时采用菱形切口，未进行会阴体重建，致阴道口宽大改善不明显

原因三：患者盆底肌力量不足。

原因四：患者的需求与手术标准不符。

矫正方法

再次手术必须视具体病例的具体情况而定。如前次手术未进行提肌的缩紧，需手术将提肌收紧缝合，如前次手术阴道外口下方宽大存在会阴裂伤而未进行会阴体重建，则需通过手术重建会阴体，缩窄宽大的阴道外口。如患者自觉改善不明显，则可进行盆底肌的力量检测，如果盆底肌力量较弱，需行盆底肌物理治疗3~6个月。如肌张力良好，但总体收紧不够理想，那么可以进行手术修复，进行提肌的进一步折叠收紧。

注：

（1）盆底肌力量不足的患者可辅助凯格尔运动或电刺激疗法进行盆底肌的锻炼。

（2）凯格尔运动方法为患者站立位，双手交叉置于肩上，脚尖呈90°，脚跟内侧与腋窝同宽，用力夹紧保持5s，然后放松。患者也可取仰卧位，弯曲双膝，收缩臀部的肌肉向上提肛，并紧闭尿道、阴道及肛门和想象用阴道吸引某种东西，然后上提阴道入口，逐渐沿阴道上升，并保持3s。再使阴道下降，如同将某种东西挤出阴道，保持3s，上提和下降动作各重复10次，最后保持骨盆底肌肉收缩5s后慢慢放松，5~10s后再重复收缩。运动的过程可以用手触摸腹部，如果腹部有紧缩的现象，则说明运动的肌肉不正确。

（1）如阴道外口宽大，需进行会阴体重建，设计倒T形切口，沿双侧小阴唇下缘至阴道外口切开，并于阴道中间向阴道内做纵向切口。将球海绵体肌拉拢缝合，并逐层缝合缩小阴道外口（图4-5-2）。

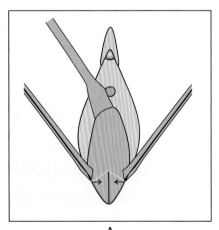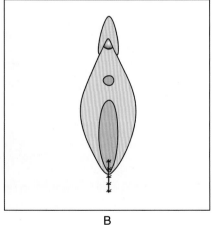

A   B

图4-5-2 会阴体重建。（A）以新设计的小阴唇尾侧缘为边缘，做倒T形切口，菱形切除其内组织，拉拢缝合会阴部球海绵体肌。（B）缝合切口，改善阴道口宽大，同时改善阴道口至肛门的距离

注：如合并阴道内缩紧不足时，则在矫正阴道松弛后缝合切口，以利于手术操作。

（2）如存在阴道内的松弛，设计梭形切口，与皮下分离后将肛提肌拉拢缩紧或在此基础上进一步拉拢缝合（图4-5-3）。

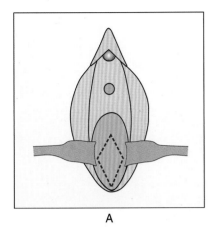
A

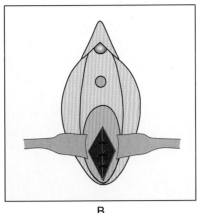
B

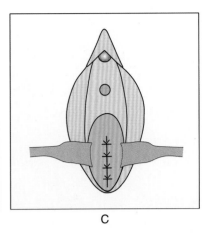
C

图4-5-3　矫正阴道内松弛。（A）设计菱形切口。（B）缝合肛提肌。（C）缝合阴道黏膜

注：在阴道松弛合并阴道外口宽大时使用其倒T形切口的竖臂切口向阴道内延伸（图4-5-4）。

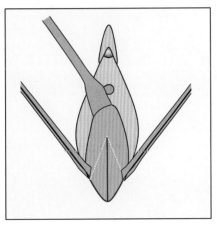

图4-5-4　如合并阴道外口宽大，则设计切口时将会阴体重建的倒T形切口竖臂延长，同时矫正阴道松弛及阴道外口宽大

（3）缝合关闭切口。

注：如存在多余的阴道内黏膜，可将其切除后缝合，亦可将其保留，形成阴道内的褶皱，以进一步缩紧阴道并增加摩擦。

包皮过短

包皮过短常导致阴茎勃起疼痛、弯曲以及性交不适等症状。

原因分析

原因一：包皮环切术时包皮切除过多，导致剩余的包皮长度不足。

原因二：外伤、感染、肿瘤切除等原因导致阴茎皮肤缺损。

矫正方法

矫正包皮过短需补充阴茎皮肤。如包皮环切术中发现切除过多，可于术中即时将切下的部分包皮作为皮片回植，大多数情况下都能存活。如为术后发现包皮过短，可松解包皮后从身体其他部位切取皮片游离植皮，也可用周围的组织做带蒂皮瓣移植进行修复。

注：游离植皮法由于皮片缺乏弹性，不好固定和皮片坏死的问题，术后挛缩将影响阴茎勃起功能，且感觉差；阴囊双蒂皮瓣的手术方法简单，阴囊供瓣区可以直接缝合，皮瓣血供良好、柔软、伸缩性良好、无阴茎勃起功能障碍、感觉好，是修复阴茎皮肤缺损的理想手术方式。其他局部皮瓣易发生远期皮肤收缩变形，不能适应阴茎勃起时皮肤舒展的需要。

（1）于阴茎体部做环形切开，切开皮肤及肉膜，于阴茎筋膜浅面分离，使皮肤自然向两侧退缩，留下阴茎体部创面（图4-6-1）。

（2）按阴茎皮肤缺损面积，于阴囊前壁设计水平双蒂皮瓣，按设计方案平行切开阴囊皮肤，深度达肉膜下，在肉膜下分离，形成阴囊隧道双蒂皮瓣（图4-6-2）。

注：阴囊双蒂皮瓣的优点：

（1）阴囊皮瓣血供丰富，每侧阴囊有阴囊前动脉、阴囊后动脉、阴茎外侧动脉、阴囊中隔动脉4支血管进入阴囊皮肤，形成阴囊皮肤多源性血液供应系统，双蒂皮瓣血供更好，故皮瓣坏死的风险较小。

（2）阴囊肉膜与皮肤结合紧密，皮瓣下脂肪组织少，皮瓣柔软、弹性好，伸缩性良好，有完好的神经末梢，性交时感觉优于其他皮瓣。

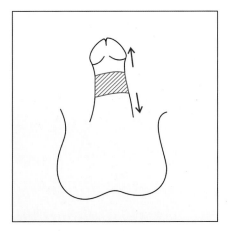

图4-6-1 于阴茎筋膜浅面分离，松解阴茎皮肤使之自然向两侧退缩

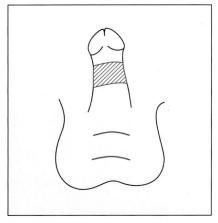

图4-6-2 于阴囊前壁设计水平双蒂皮瓣

（3）将阴茎从阴囊隧道皮瓣中穿出，阴茎皮肤缺损创面处包埋于阴囊双蒂皮瓣下，止血、缝合切口（图4-6-3），皮瓣下放置橡皮引流条，留置尿管。

注：阴囊组织疏松，术后无法加压包扎，止血不好极易形成血肿，术中应严格止血，皮瓣下放置橡皮引流条，48h后拔除，术后口服雌激素，预防阴茎勃起造成皮瓣撕脱。

（4）3周后在阴茎两侧阴囊皮肤上各形成一皮瓣，将阴茎从阴囊上游离出来，以阴囊皮瓣包绕阴茎腹侧缺损创面，切口间断缝合，最后拉拢缝合阴囊皮肤切口（图4-6-4）。

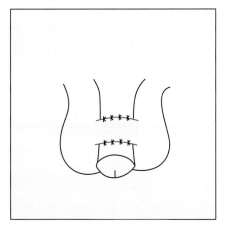

图4-6-3 将阴茎从阴囊隧道皮瓣中穿出

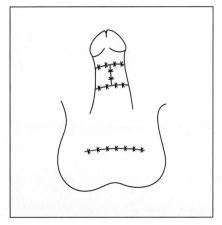

图4-6-4 阴囊皮瓣断蒂，将阴囊皮瓣包绕阴茎腹侧创面

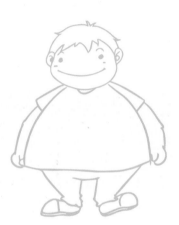

第五篇

脂肪部
LIPOSUCTION
AND FAT TRANSPLANTATION

吸脂区皮肤松弛

吸脂术后皮肤松弛容易发生在腹部、上臂和大腿内侧等部位，尤其是年龄较大、皮肤弹性差、严重肥胖的患者。

原因分析

原因一：患者皮肤弹性差，去除脂肪后皮下组织容量减少，引起皮肤松弛下垂。

原因二：术前即存在皮肤松弛下垂。

注：有些患者术前就已经存在皮肤松弛下垂，而且错误地认为脂肪抽吸术后会同时消除皮肤下垂的问题，所以术前医生应当对患者的皮肤状况做必要的评估，并告知患者术后有加重松弛的可能性。

矫正方法

对于有严重皮肤松弛的患者，可在脂肪抽吸术的同时去除多余的皮肤。在脂肪抽吸后发现皮肤松弛，可于相应部位行腹壁成形术、上臂成形术、乳房缩小术、臀部提升术等术式去除多余的皮肤。其中腹壁松弛最为常见。

（1）手术设计，患者直立位，标记正中线和切口线。于阴毛上边缘画一弧线，至阴毛两侧边缘后，沿腹股沟向上外侧延伸，至两侧髂前上棘，即为预计切除的下方切口线。于脐周标记直径约2cm的圆形切口线（图5-1-1）。

注：

（1）进行切口标记时，可按患者内衣的范围，将切口设计于内衣遮挡的范围内。低位的切口距离耻骨联合6~7cm，以免影响阴阜形态。

（2）遵守美容原则，上下腹的比例约为6:4，术后脐与耻骨联合的距离不能少于9cm，如果少于9cm，则需进行脐移位的术式。

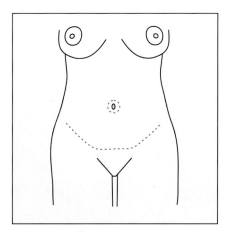

图5-1-1　标记切口线

（2）沿设计的下切口线切开皮肤、皮下组织直达Scarpa筋膜层，在Scarpa筋膜层以浅向上剥离，掀起皮瓣达脐水平。

注：腹前壁下部浅筋膜分为浅的脂肪层和较深的膜性层，该深层即Scarpa筋膜层，保留Scarpa筋膜，可减少出血，有利于淋巴回流，促进术后渗出液的吸收。

（3）于脐周环形切开脐部皮肤，直径约2.0cm，直达Scarpa筋膜，将脐分离出，在脐颈周围保留适当厚度的脂肪组织以保证脐部血供，保留脐部与腹壁相连。

（4）如存在横向需要收紧的赘皮，则行倒T形切开，由中线切开腹部皮瓣直达新的脐孔位置，纵分为二（图5-1-2）。继续向上分离，中线达剑突，两侧至肋缘，外侧至腋前线。

注：倒T形切口因有纵向切口，其最大的优点在于有横向收紧的作用。其缺点为：皮瓣相交处血运较差，容易发生皮瓣坏死，也因有纵向切口，故可出现瘢痕不美观的问题。

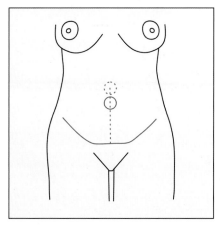

图5-1-2　如存在横向需要收紧的赘皮，则行倒T形切开至新的脐孔位置

（5）如存在腹直肌分离，则行腹直肌前鞘的横向褥式缝合，使其靠拢达到适当张力（图5-1-3）。

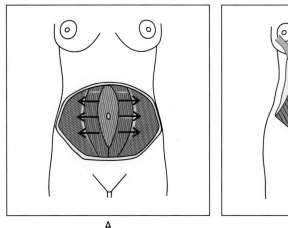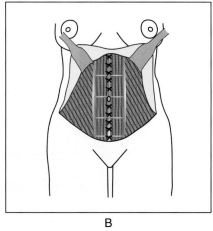

A   B

图 5-1-3 （A）腹直肌分离。（B）缝合矫正腹直肌分离

（6）调整手术台，将患者置于屈髋屈膝位，使躯干与大腿的角度为100°~110°。

（7）将腹部皮瓣向下牵拉，两侧对称性拉紧皮肤，标记出手术切除上界，将皮瓣多余部分切除，并临时固定切口上、下缘。

（8）在两髂前上棘最高点连线与腹中线交点处定位新的脐部位置，在标记处做长2cm的垂直十字切口，切透皮瓣，将脐颈拉出，在3点钟、6点钟、9点钟、12点钟方向的位置缝合固定，修剪去除多余的腹部皮瓣皮肤及脐孔周围脂肪，使其与脐孔圆周相称。脐部要稍低于腹壁平面，呈凹陷状（图5-1-4）。

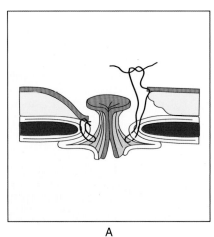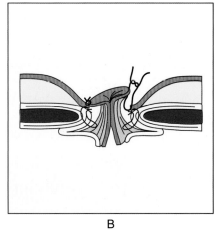

A   B

图 5-1-4 缝合固定脐部，使脐部低于腹壁平面呈凹陷状

补充

脐成形亦可采用倒V形切口，于髂前上棘最高点确定脐位置，V形切口两臂长1.5~2.0cm，底部间隔约3cm。翻转腹部皮瓣，在相应位置去除直径约3cm的皮下脂肪，将脐拉出，于脐下6点钟方向垂直切开，将

脐部插入腹部倒V形切口，在腹壁形成新的脐部。倒V形皮瓣法能形成自然的脐区下部后缩倾斜与上方头巾样外观（图5-1-5）。

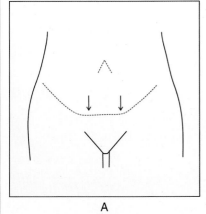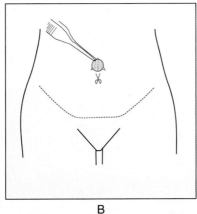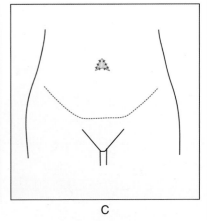

A　　　　　　　　　　B　　　　　　　　　　C

图5-1-5　可采用倒Ⅴ切口的脐成形术。（A）设计倒Ⅴ切口。（B）将脐拉出，于6点钟方向垂直切开脐部。（C）将脐部插入腹部倒Ⅴ形切口

（9）逐层缝合。术后保持屈膝、屈髋位1周，佩戴腹带或弹力衣3个月（图5-1-6）。

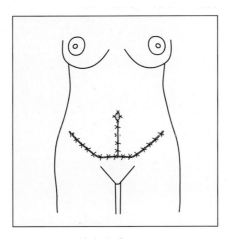

图5-1-6　缝合皮肤

补充

（1）上臂成形术切口设计（图5-1-7）。

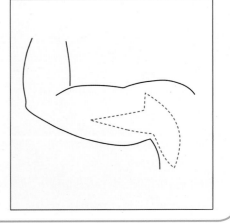

图5-1-7　上臂成形术切口设计

（2）臀部提升术切口设计（图5-1-8）。

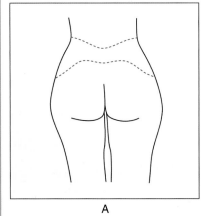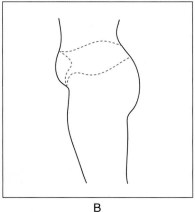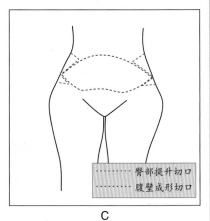

图 5-1-8 臀部提升术切口设计。（A）背面。（B）侧面。（C）正面

（3）乳房缩小术切口设计（图5-1-9）。

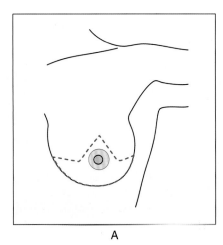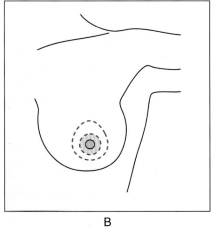

图 5-1-9 乳房缩小术切口设计。（A）倒 T 形切口。（B）环乳晕切口

第二节　吸脂区凹凸不平

吸脂术后出现程度不同的凹凸不平很多见，容易发生在年龄较大、伴有皮肤松弛、吸脂量多的患者，多发生于上腹部或四肢等部位，表现为术区外形不规则。有些术后早期的轻度凹凸不平为暂时性的，随着局部水肿的吸收、弹力衣加压塑型和机体本身的恢复，数月后有一定程度的改善。明显的凹凸不平往往难以自行恢复，成为永久性缺陷。

注：由于上腹部在卧位和站立位时皮肤移动度相对较大，有些患者术后在平卧时外观比较平整，而在站立时表现为不平整，尤其是年龄较大或存在皮肤松弛的患者，可能是由于重力作用引起浅层皮肤软组织下移，而局部浅层组织与深部（移动度较小）组织粘连，从而表现为凹陷的结果。

原因分析

原因一： 肿胀液注射或抽吸不均匀。

原因二： 抽吸平面层次深浅度不一致。

原因三： 抽吸负压过大，或吸脂管直径过大。

原因四： 抽吸层次过浅或在同一隧道内反复抽吸。

注：吸脂时应保留浅层约1.5cm的脂肪组织，并在同一层次平面呈放射状抽吸。

原因五： 术后感染，瘢痕增生牵拉皮肤凹陷。

注：瘢痕是创面愈合的必然产物，若同时存在皮肤、皮下组织乃至深部组织损伤或感染，创面愈合后就会因瘢痕粘连，形成表面明显低于四周正常皮肤的凹陷。

原因六： 过分追求吸脂效果或刻意满足患者不合理的预期要求，出现过度抽吸的情况，易发生整体外形的不美观和凹凸不平。

213

矫正方法

较明显的皮肤凸出可通过局部脂肪抽吸进行调整，对于凹陷明显的区域可行瘢痕松解及脂肪颗粒移植填充进行校正。

（1）（术前1天）标记凹陷处范围，将利多卡因生理盐水注射到凹陷性瘢痕与其下方组织之间以及深部组织层，直到凹陷变平坦并与周围皮片相平，记录注射量。

注：在注射前将生理盐水注射到凹陷处，一方面可以评估所需的自体颗粒脂肪量，即在盐水注射量的基础上适当矫枉过正，增加20%的注射量。

（2）在凹陷性瘢痕与其下方组织之间行多隧道往复穿刺，充分松解瘢痕粘连。

注：

（1）以针头在瘢痕与正常组织交界处开始反复穿刺松解粘连，制备疏松的受区，并解除凹陷原因，为颗粒脂肪移植提供留存的空间，以利于防止瘢痕及其下方的组织再度发生粘连。所形成的诸多微小创面在愈合过程中，肉芽组织生长与新生血管形成都将有利于为移植的颗粒脂肪提供良好的血供。

（2）亦可采用缝线切割法，以缝线沿粘连处四周、距离1cm自瘢痕与正常组织交界处潜行穿过，进针点与出针点相同，通过活动线的两端，利用缝线粗糙的表面对粘连组织进行切割，以达到松解的目的（图5-2-1）。

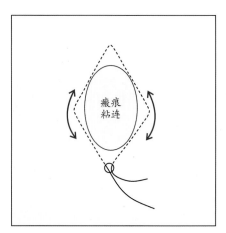

图 5-2-1　用缝线切割法松解瘢痕粘连

（3）于腹部或大腿抽取所需脂肪组织，用静止沉淀法纯化后，将120%生理盐水量的自体脂肪注入凹陷处。凹陷较深的区域分别自瘢痕下方组织之间和深部组织层两层注射，凹陷较浅的区域仅单层注射到瘢痕与其下方组织之间。

注：在中央区凹陷比较深的地方采用双平面的注射移植，而凹陷较浅的周围区域，则采用单一平面的注射移植，此举有助于避免在单一平面使用过多的颗粒脂肪堆积于中央区域，影响其成活率。

（4）填充后凹陷处应略隆起于周围皮面。缝合注射点。

吸脂区双侧不对称

脂肪抽吸术属于人工操作，存在多种不确定因素，从严格的意义上来说，达到绝对的对称和平整几乎是不可能的。相对整体良好的手术效果而言，轻度的不对称和不平整几乎难以避免，这也是医患可以接受的。

原因分析

原因一：术中两侧抽吸量差异较大。

注：术后明显的不对称容易出现在术中两侧抽吸量差异较大，术前应对患者两侧骨骼、肌肉及皮下脂肪的堆积是否对称尽可能做出精确的评估，并制订正确的手术方案，将两侧的抽吸物分别置于相同大小和形状的带有刻度的两套容器内，以便于做两侧纯脂肪吸出量的对比，且需考虑静置导致的容积差异。

原因二：患者本身存在两侧差异而术者未考虑到，给予等量的脂肪抽吸。

原因三：两侧手术的实施非同一术者操作。

矫正方法

可以通过二次吸脂手术进行矫正。

（1）标记待吸脂部位。

（2）于皮肤隐蔽位置设计切口，注入肿胀液，先注射于脂肪深层，后注射于脂肪浅层。

注：肿胀液配置比例如下：

生理盐水1000mL。肿胀液主体。

利多卡因400mg。清醒状态下可600~800mg。正常局部麻醉时利多卡因的极限是7mg/kg，但在吸脂术中往往可以达到35mg/kg甚至55mg/kg，因为在脂肪抽吸的过程中，注入肿胀液后即刻抽吸，约70%的利多卡因会在脂肪抽吸的过程中被带至体外，加之肿胀液中肾上腺素缩血管的作用使利多卡因吸收减缓，使利多卡因的血清峰浓度仍在安全范围内。

肾上腺素1mg。肾上腺素的作用为缩血管，减少操作过程中的出血。

5%碳酸氢钠10mL。碳酸氢钠的作用为中和利多卡因的pH，从而减轻局部注射后的灼烧感。

（3）吸脂针由切口进入吸脂区，由深层向浅层呈扇形进行吸脂（图5-3-1）。抽吸时皮下脂肪需保留一定厚度。若过薄可能引起凹凸不平或皮肤坏死。

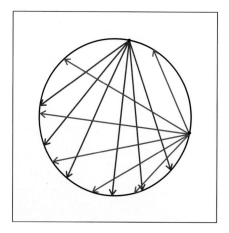

图 5-3-1　在抽吸时呈扇形抽吸，可设计两个或多个切口，可互为交叉呈扇形抽吸，相互补充

（4）吸脂完成后缝合切口。

吸脂区感染

虽然脂肪抽吸术只有微小的切口，但是手术范围往往很大，有时手术时间也比较长，因此偶尔会出现感染的症状，浅表感染表现为压退性红斑、发热和疼痛。

注：脂肪抽吸术后可能发生一种少见的感染是坏死性筋膜炎，它是一种以广泛而迅速的皮下组织和筋膜坏死为特征的特殊感染类型，如果不能及时诊断或延误治疗，会导致大范围皮肤坏死和中毒性休克，甚至出现多器官功能障碍和死亡。

原因分析

原因一：无菌技术不到位，肿胀液注射和脂肪抽吸过程中存在细菌污染。

原因二：术前对患者疾病及排查不到位。

注：术前应检查患者是否有糖尿病、人类免疫缺陷病毒（HIV）等疾病，同时全身应用皮质类固醇的患者应为禁忌，该类患者愈合功能受损，易于发生感染。

原因三：围术期吸烟的控制不到位。

注：应建议吸烟的患者在术前和术后1个月内戒烟。

原因四：肿胀液中不可避免地使用低浓度的利多卡因。

注：有研究显示，高浓度的利多卡因有抑制细菌生长的作用，而吸脂肿胀液内低浓度的利多卡因并无抑制细菌生长的作用。

矫正方法

吸脂区感染的病原微生物通常为葡萄球菌或链球菌，为确保选用敏感抗生素，需将分泌物送检做细菌培养和药敏试验。术后如出现持续数周甚至数月的红肿包块，需警惕非典型分枝杆菌感染。需引流或切除这些包块，并延长抗生素使用疗程。

坏死性筋膜炎表现为危及生命的严重感染，可引起皮下血管血栓形成和广泛坏疽，应及时请外科医生彻底清创，去除所有坏死组织并应用抗生素，辅助高压氧治疗。

注：坏死性筋膜炎的临床表现包括局部症状和全身性中毒症状，其重要特征是局部症状尚轻时即表现出严重的全身性中毒症状。早期局部症状为皮肤红肿及疼痛，之后可出现麻木、血性水疱和奇臭血性渗液，有时产生皮下气体，病情恶化会发生皮肤坏死。疾病早期，患者即有畏寒、高热、厌食、脱水、意识障碍、低血压、贫血、黄疸等严重全身性中毒症状。若不进行根治性治疗，其死亡率几乎达100%，患者将死于脓毒血症和全身多器官衰竭。细菌学检查对诊断有重要意义，培养取材最好采自进展性病变的分泌物，做涂片检查，并分别行需氧菌和厌氧菌培养。治疗的关键是早期诊断，早期切开引流，彻底清除坏死筋膜组织，给予强有力的抗生素和营养支持疗法。

利多卡因中毒

局部肿胀麻醉下大容量脂肪抽吸术中，大量肿胀液注入皮下组织，其中利多卡因的用量远远超过经典外科局部麻醉的致死量7mg/kg，因此脂肪抽吸术中利多卡因毒性反应与手术安全性问题一直是整形美容医生关注的焦点问题。

注：利多卡因的毒性作用包括中枢神经系统毒性反应和心血管系统毒性反应，其发生与血浆浓度密切相关。当血浆中浓度低于3mg/L时，一般无毒性反应，随着血浆浓度的升高，会出现头痛、口舌麻木、耳鸣、恶心、呕吐、头晕、嗜睡、谵语等神经系统症状和心律失常、低血压循环等系统症状，当血浆中浓度大于10mg/L时，会出现惊厥、昏迷等严重的中毒反应，最终导致呼吸、循环衰竭而死亡。

原因分析

原因一： 注入的利多卡因过量。

注：在肿胀麻醉中，一般认为安全用量为不超过35mg/kg，根据病情需要最大用量有报道可以高达55mg/kg。由于注入后即刻抽吸，使肿胀液中近70%的利多卡因可随吸出物排出体外，加之肿胀液中肾上腺素等药物的作用使利多卡因吸收缓慢，使利多卡因血清高峰浓度可维持在安全范围内。但有时吸脂范围较大，仍需注意利多卡因总量的控制。

原因二： 注入肿胀液过快。

注：在肿胀麻醉中，因肾上腺素需12~15min才能引起血管收缩，因此，快速注入肿胀液可能会增高利多卡因血药浓度。

原因三： 手术时间过长。

注：肿胀液在注入皮下脂肪后，大部分会随吸脂带出体外，而手术时间长会相对增加机体对利多卡因的吸收。

原因四： 围术期应用细胞色素P450-3A4抑制剂可导致利多卡因中毒剂量降低，增加利多卡因的毒性，在实施肿胀麻醉前至少2周，应停用该类药物。

注：与细胞色素P450-3A4抑制相关的药物包括大环内脂类抗生素（红霉素、克拉霉素、醋竹桃霉素等）、咪唑类抗真菌药（酮康唑、伊曲康唑等）、抗病毒药（沙奎那韦、茚地那韦、利托那韦、奈非那韦等）、钙拮抗剂（地尔硫䓬、尼卡地平、维拉帕米、美贝拉地尔等）等。

矫正方法

应积极治疗利多卡因中毒，位于脂肪间隔中的利多卡因是被全身缓慢吸收的，在注射后12~18h时会出现血药浓度峰值，因此，当手术部位多、脂肪抽吸量大，有利多卡因中毒风险时，术后24h应常规留院观察有无中毒症状和体征。

1. 呼吸道管理
一经确诊为局部麻醉药利多卡因中毒，应立即给予吸氧，开放气道，确保呼吸道畅通，有呼吸衰竭者，必要时给予气管插管等复苏处理。

注：中毒症状以中枢神经系统抑制为主者包括头晕、发音困难、肢体麻木、嗜睡昏迷、呼吸抑制等，若发现上述症状应严格监测生命体征，对呼吸抑制及昏迷者按呼吸衰竭处理。

2. 急救药物
（1）利多卡因中毒可产生严重窦性心动过缓、心搏骤停、心室纤颤、严重房室传导阻滞和心肌收缩力降低，必要时给予肾上腺素1mg或起搏器等治疗。

（2）若患者持续抽搐，甚至惊厥、烦躁、惊恐，可静脉注射地西泮10mg。

注：中毒症状以中枢神经系统兴奋为主者包括烦躁、胡言乱语、肌颤、手舞足蹈等，若发现上述症状应立即给予镇静剂。

（3）可静脉注射地塞米松10mg以缓解患者的全身症状，但需控制静脉注射的速度，以防引起不良反应。

3. 常规监护
密切监测患者的血压、瞳孔、面色、脉搏、呼吸、氧合等生命体征变化。

第六节 填充区硬结

脂肪移植后皮下硬结的情况时有报道，表现为外观可见并可触及或外观不可见但可触及，一般无不适症状。

原因分析

原因一：多由于同一部位注入脂肪过多导致脂肪成团块状，被纤维组织包裹成球状。

注：脂肪移植注射应遵循多隧道、多层次、多点均匀注射的原则，避免同一部位注入过多脂肪。

原因二：移植脂肪细胞坏死，导致钙化结节的形成而产生的硬结。

注：为避免干扰日后乳腺癌筛查结果，不宜将脂肪颗粒注射入乳腺腺体内，以混淆脂肪钙化结节与乳腺肿瘤的诊断。

原因三：术后没有适当地进行加压包扎。

原因四：术后没有适当按摩塑形，局部脂肪堆积分布不均匀。

注：术后需适度按摩揉压，使聚集的脂肪分散。

矫正方法

通过局部按摩、热敷，部分硬结可逐渐消退，体积较大的无法完全吸收的硬结可采取手术的方式去除。

（1）定位标记硬结的位置，于硬结表面或周围隐蔽处设计切口。

（2）切开皮肤及皮下组织，分离至硬结表面，于硬结表面潜行分离，将硬结剥除（图5-6-1）。

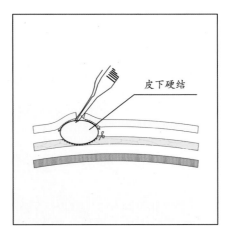

图 5-6-1　在皮下分离至硬结表面，于硬结表面潜行分离

（3）以抗生素生理盐水冲洗创腔。

（4）缝合创口，加压包扎。

第七节 填充区脂肪液化

脂肪移植术后有发生脂肪液化的可能，少量的脂肪液化可以逐渐吸收，但较大的脂肪液化则需要及时处理，病灶局部可有红、肿、热、痛及波动感，并且容易引发感染。

原因分析

原因一： 在同一层次、同一部位移植注射过多的脂肪颗粒，颗粒未能与移植床广泛接触而自行凝聚成块，周边组织可能成活，中央区则逐渐发生坏死、液化。若液化的脂肪未能在受区很快吸收，则液化区逐渐增多增大而出现波动感，在皮肤浅表区更明显。

注：同一部位避免注入过多脂肪，控制脂肪移植量，以多隧道、多层次、多点方法进行注射，一个隧道注射的脂肪量应掌握在1mL，每退一针注射0.2mL脂肪组织，以增加移植脂肪与受区的面积，使移植脂肪易于获得血供重建及营养供应，提高存活率。

原因二： 待移植的脂肪颗粒纯化处理不当，造成组织碎块残留、大量脂肪细胞破碎。

原因三： 术者操作粗暴，移植术区受到较严重的创伤，出现血肿、感染等。

原因四： 术后过早、过度按摩移植受区，影响了脂肪细胞的存活。

矫正方法

少量的脂肪液化可逐渐吸收，但较大的脂肪液化需要及时进行处理，病灶局部可有红、肿、热、痛及波动感，并容易引发感染，除给予抗生素抗感染外，可将液化的脂肪穿刺引出，严重者可行外科清创引流处理。

（1）标记脂肪液化区域。

（2）于液化波动最明显处穿刺进针，将液化的脂肪吸出（图5-7-1）。

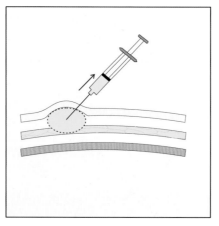

图 5-7-1 于脂肪液化波动最明显处进针，将液化的脂肪吸出

（3）以抗生素生理盐水冲洗后加压包扎。

（4）如液化区域较大、较深，则行外科清创，手术分离至液化区域，吸出液化的脂肪，并去除失活的组织，以消毒液及抗生素生理盐水大量冲洗后，留置引流。

填充区油性囊肿

油性囊肿多发生在大量隆乳术注射颗粒脂肪时。与身体其他部位的组织凹陷填充不同，脂肪颗粒移植隆乳需要较大的量，需要多次累加注射移植，较易发生油性囊肿。不仅影响乳房手感，而且影响乳房包块的诊断，需积极进行治疗。

原因分析

原因一：局部创伤、血肿、炎症反应引起的脂肪坏死。

原因二：移植的脂肪量过大，与其依赖存活的基底床的比例失调，移植的脂肪会因缺血、缺氧而发生液化。早期坏死灶尚未液化时，由于炎症和纤维包裹反应，可表现为较硬的实性包块，伴有疼痛；当坏死灶液化并形成囊腔时，可有囊性感，其囊膜内含有黄色油性液体及珍珠样脂肪小球。

注：自体脂肪移植后未能存活的脂肪组织不可避免地发生吸收、液化、坏死。单个坏死的脂肪细胞可以完全吸收，而数量较多的脂肪细胞坏死会形成油滴，并被M1型巨噬细胞缓慢浸润并吞噬，小于1mm的油滴完全吸收通常需要数周时间。随后M2型巨噬细胞包围在M1型巨噬细胞周围，形成纤维包膜囊，一旦包膜囊形成发展成油性囊肿，就会阻碍油滴的吸收，并伴随迁延不愈的局部炎症。

矫正方法

对囊壁已形成的较大囊肿需通过手术摘除囊壁，术后局部加压。

（1）定位标记囊肿的位置，选择距离囊肿最近的乳晕边缘行弧形切口。

注：乳晕切口不宜过长，最长不宜超过乳晕周长的1/2，以免影响乳头的血运。亦可在囊肿皮肤表面设计切口。

（2）切开皮肤、皮下组织后，在脂肪组织层和乳腺腺体表面之间沿着乳管的方向潜行分离，直至触及囊肿（图5-8-1）。

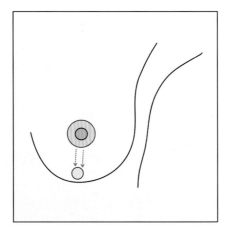

图 5-8-1　于乳晕下缘切口，在脂肪层和腺体之间沿乳管的方向潜行分离，至囊肿表面

（3）游离囊肿及周围组织后，将囊肿取出。

（4）以抗生素生理盐水大量冲洗创腔。

（5）缝合创口，留置负压引流，加压包扎。

注：若囊肿切除后残腔过大，为避免术后切口积液，需放置引流条，一般术后24~48 h拔除。

参考文献

■ 眼部

[1] 鲁开化. 常用美容手术及并发症修复[M]. 上海：第二军医大学出版社，2005.

[2] 邢新，杨超. 眼睑美容与重建外科[M]. 杭州：浙江科学技术出版社，2017.

[3] 曹政，岳嵩. 整形时间美容外科常用术式图解[M]. 沈阳：辽宁科学技术出版社，2020.

[4] 刘立刚，陈刚，武勇进. 美容外科常见并发症诊治图谱[M]. 沈阳：辽宁科学技术出版社，2004.

[5] 刘志刚，冯守运，王香平. 重睑过宽的原因分析及处理方法[J]. 中国美容整形外科杂志，2019，30（5）：276-278.

[6] 王冀耕，师丽丽，刘桐. 重睑成形术后过宽重睑的修复[J]. 中国美容整形外科杂志，2009，19（5）：353-354.

[7] 王守红. 上睑提肌缩短术矫正重睑成形术后褶皱过宽畸形的临床价值[J]. 临床合理用药，2020，13（9）：178-179.

[8] 张安利，黄泽春，李帅华. 脂肪重置联合上睑提肌缩短修复宽重睑的手术效果[J]. 中华医学美学美容杂志，2019，25（2）：227-229.

[9] 张君毅，郑永生，王春梅. 上睑提肌缩短术矫正重睑成形术后褶皱过宽畸形的临床效果[J]. 中华医学美学美容杂志，2016，22（6）：355-357.

[10] 杨彬，卢峰. 重睑术后多重睑的防治体会[J]. 临床医药文献杂志，2016，3（51）：10101.

[11] 王松，秦瑶，黄虹. 重睑术后致三重睑的处理方法[J]. 贵州医药，2000，24（12）：721.

[12] 彭旦生，周苹，刘晓春. 睑板前眼轮匝肌瓣联合眶隔脂肪瓣矫正先天性上睑多重睑[J]. 中国美容医学，2017，26（7）：75-77.

[13] 金云波，陈辉，仇雅璟. 经重睑切口眼轮匝肌后脂肪层脂肪注射矫正上睑松弛与上睑凹陷的临床疗效[J]. 中华医学美学美容杂志，2018，24（4）：219-222.

[14] 李营，陈福生，李军. 自体脂肪移植在重睑术后上睑凹陷矫正中的临床应用[J]. 组织工程与重建外科杂志，2020，16（1）：51-53.

[15] 孙宝珊，金蓉，施耀明. 颗粒脂肪注射治疗上睑凹陷畸形的并发症及其放置[J]. 中华医学美学美容杂志，2007，13（2）：82-86.

[16] 李东，谢祥，薛红宇. 眼轮匝肌后脂肪层注射自体脂肪颗粒矫正上睑凹陷的临床效果[J]. 中华医学

美学美容杂志，2016，22（5）：280-283.

[17] 刘晓春，彭海涛，彭旦生. 应用睑板前眼轮匝肌瓣转移填充法矫正重睑术后上睑凹陷[J]. 中国美容医学，2014，23（22）：1883-1884.

[18] 陈小剑. 眶脂肪瓣联合眼轮匝肌复合瓣移植在重度上睑凹陷者重睑成形术中的应用[J]. 中国美容整形外科杂志，2018，29（1）：55-59.

[19] 唐建兵，李勤，程飚. 重睑术后上睑下垂的原因及对策分析[J]. 临床眼科杂志，2011，19（2）：133-135.

[20] 张海明，孙广慈，宋维铭. 重睑术所致上睑下垂的原因和治疗[J]. 中国美容医学，2001，10（2）：136-139.

[21] 尹飞，于加平，蔡茂季. 重睑术后并发上睑下垂的临床研究[J]. 中华医学美学美容杂志，2003，9（6）：331-333.

[22] 曹树英，贾明，张菊芳. 切开法重睑变浅或消失分析及处理[J]. 浙江临床医学，2007，9（6）：822-823。.

[23] 熊菡苕，王松上，周海孝. 重睑术后重睑皱襞粘连不牢的修复[J]. 中国美容整形外科杂志，2015，26（8）：504-505.

[24] 孙小婷，周祁，仇许玲. 重睑形成术后上睑缘外翻及重睑线凹陷过深的不良形态分析与修复效果[J]. 中华医学美学美容杂志，2014，20（2）：81-84.

[25] 郭淑英，王璐. 上睑松弛矫正术后重睑线两端分叉的原因及预防[J]. 中华眼外伤职业眼病杂志，2014，36（9）：679-681.

[26] 吴琼，王晋煌，柳大烈. 中老年人切开法重睑术后重睑线末端分叉的原因及预防[J]. 中国美容医学，2012，21（9）：1465-1467.

[27] 林茂昌，张琳. 下睑眼袋手术严重并发症分析及其预防处理[J]. 中国美容医学，2007，16（2）：199-202.

[28] 王红. 睑袋术后下睑退缩及睑外翻的预防体会[J]. 中国美容整形外科杂志，2014，25（5）：276-277.

[29] 邢新，高景恒. 重视睑袋整复术后下睑退缩的预防与矫正[J]. 中国实用美容整形外科杂志，2004，15（1）：1-2.

[30] 邢新，欧阳天祥，宋建星. 睑袋整复术后下睑退缩的矫正[J]. 中华整形外科杂志，2002，18（6）：327-329.

[31] 李卫华，杨天赤，王震. 外眦固定术在下睑松弛矫正术中的应用[J]. 中华美容医学，2018，27（7）：7-10.

[32] 郭伶俐，毕宏达，薛春雨. 不同程度下睑退缩的手术治疗[J]. 中华整形外科杂志，2010，26（3）：168-171.

[33] 余江，文小泉，高景恒，自体耳软骨支撑矫正下睑退缩[J]. 中国实用美容整形外科杂志，2006，17（3）：189-190.

[34] 贝怀年. 眼袋整复术后下睑外翻的综合矫治[J]. 中国美容医学，2006，15（8）：930-931.

[35] 王原路，程宁新，邓慧. 眼袋术后下睑外翻的手术治疗[J]. 中国美容医学，2001，10（4）：339-

340.

[36] 张本寿. 预防下睑袋成形术后下睑外翻技术的探讨[J]. 东南国防医药，2003，5（1）：38-39.

[37] 王卓，宋茂启. 自体脂肪颗粒移植治疗下睑袋整形术后凹陷[J]. 现代医药卫生，2008，24（14）：2099-2100.

[38] 尹飞，于加平，蔡茂季. 重睑形成术中眼心反射的初步探讨[J]. 中国实用美容整形外科杂志，2004，15（4）：191-193.

[39] 赵娟. 眼心反射的再认识[J]. 中华实验眼科杂志，2011，29（7）：669-672.

[40] 姜善好，王德良，石忠娜，等. 提上睑肌缩短术后睑球粘连合并球结膜脱垂的矫治[J].眼科，2001（05）：316.

[41] 涂惠芳，雷海珠，徐晓辉，等. 提上睑肌手术中结膜脱垂的防范[J].临床眼科杂志，2006（06）：564.

[42] 董万国. 提上睑肌缩短术结膜脱垂的预防[J]. 实用眼科杂志，1991，9（9）：522.

[43] 周凤，刘桂琴，叶琳，等. 浅析上睑下垂术中睑球分离发生原因及处理方法[J].中国实用眼科杂志，2010（05）：533-535.

[44] 郑永生. 眼线文刺过宽畸形的矫治及同期重睑形成术[J]. 中国美容医学，2004，13（1）：80-81.

[45] 张柔，杨锋. 改良上睑提肌延长法治疗医源性上睑退缩的临床效果[J]. 中华医学美学美容杂志，2017，23（05）：316-318.

[46] 李妍，武群英，肖丽，等. 上睑退缩手术治疗与效果观察[J]. 国际眼科杂志，2012，12（03）：514-516.

[47] 梁志为，黄泽春，张安利，等. 上睑提肌缩短联合睑板部分切除矫正重度先天性上睑下垂效果观察[J]. 中国美容医学，2014，23（22）：1874-1878.

[48] 陈文静，张瑞智，张俊兰. 评价睑缘灰线切开伴睑板条植入治疗上睑内翻[J]. 中国城乡企业卫生，2016，31（01）：78-79.

[49] 申飞，马朝霞，郑素粉. 提上睑肌缩短术+睑板部分切除术治疗中重度上睑下垂患者的疗效及安全性分析[J]. 中国医疗美容，2020，10（03）：12-16.

[50] 袁秀云，石忠鑫. 上睑内翻倒睫的整形美容治疗[J]. 临床眼科杂志，2003（02）：172.

[51] 刘伟，刘晖.灰线切开联合睑板前筋膜填充术和Hotz术矫治瘢痕性上睑内翻合并倒睫疗效比较[J]. 中国美容医学，2021，30（01）：4-6.

■ **鼻部**

[1] ROD J.ROHRICH，JAMIL AHMAD. 达拉斯鼻修复术：全球大师的杰作[M]. 李战强，译. 北京：人民卫生出版社，2017.

[2] 刘立刚，陈刚，武勇进. 美容外科常见并发症诊治图谱[M]. 沈阳：辽宁科学技术出版社，2004.

[3] 鲁开化. 常用美容手术及并发症修复[M]. 上海：第二军医大学出版社，2005.

[4] 曹政，岳嵩. 整形时间美容外科常用术式图解[M]. 沈阳：辽宁科学技术出版社，2020.

[5]　徐万群，亚洲人鼻整形术[M]. 赵广文，译. 北京：北京大学医学出版社，2015.

[6]　牛永敢，孔晓，王阳. 鼻整形应用解剖学[M]. 北京：人民卫生出版社，2019.

[7]　JACK P.GUNTER，ROD J.ROHRICH，WILLIAM P.ADAMS. 达拉斯鼻整形术[M]. 李战强，译. 北京，人民卫生出版社，2009.

[8]　汉斯·贝雷博姆. 鼻整修修复与重建手术操作及实例演示[M]. 何栋良，译. 沈阳：辽宁科学技术出版社，2019.

[9]　牛永敢，孔晓，王阳. 鼻整形应用解剖学[M]. 北京：人民卫生出版社，2019.

[10]　李战强，李东，曾高. 图解鼻整形入门[M]. 北京：人民卫生出版社，2011.

[11]　贾万新，沈尊理，黄一雄. 预防隆鼻术后假体外露的措施讨论[J]. 中国美容医学，2006，15（5）：551-552.

[12]　肖峰. 隆鼻手术后硅胶假体外露原因分析[J]. 中国美容医学，2015，24（15）：12-13.

[13]　李荻，李江. 隆鼻整形患者术后发生感染的影响因素分析[J]. 中国美容医学，2020，29（10）：33-36.

[14]　孙志成，郑华森，高歌. 综合措施预防膨体聚四氟乙烯隆鼻术后感染的近期随访[J]. 中国美容医学，2014，23（15）：1251-1253.

[15]　张蕾，牛永敢. 鼻整形术后挛缩鼻的治疗[J]. 航空航天医学杂志，2019，30（7）：819-821.

[16]　石正华，韦小勇. 应用鼻翼缘支撑移植物矫正鼻翼退缩畸形[J]. 中华整形外科杂志，2020，36（6）：628-632.

[17]　齐彦文，孙诚，陈波. 沿鼻翼轮廓线肋软骨移植联合V-Y推进瓣矫正鼻翼缘退缩畸形[J]. 中国美容整形外科杂志，2019，30（1）：1-3.

[18]　吴一，李伟，邓颖. 鼻翼沟切口矫正鼻翼下垂[J]. 中国美容医学，2006，15（9）：1048-1049.

[19]　钟亚妮. 鼻翼悬垂及鼻孔过大的诊断、分型与重塑[D]. 北京：中国协和医科大学，2008.

[20]　周佳，王健，汪景，等. 鼻内切口鼻基底缩小术[J]. 中国美容医学，2016，25（05）：1-3.

[21]　付指辉，周鹏，马强，等. 鼻阀功能不良的诊治进展[J]. 中国耳鼻咽喉颅底外科杂志，2019，25（02）：219-224.

■ 胸部

[1]　JOHN B.TEBBETTS，M.D.特贝茨隆乳术[M]. 陈育哲，余力，译. 北京：人民军医出版社，2014.

[2]　迈温.施甫曼. 隆乳整形术——原则及实践[M]. 袁继龙，译. 沈阳：辽宁科学技术出版社，2013.

[3]　安相泰，现代韩国乳房整形术[M]. 金光逸，张晨，译. 沈阳：辽宁科学技术出版社，2016.

[4]　WILLIAM P.ADAMS JR. 隆乳术[M]. 金骥，谢宏彬，译. 北京：人民卫生出版社，2012.

[5]　JAMES C.GROTTING. 麦卡锡整形外科学[M]. 范巨峰，江华，译. 北京：人民卫生出版社，2015.

[6]　KENNETH C.SHESTAK. 乳房再次整形手术学[M]. 栾杰，译. 北京：人民卫生出版社，2008.

[7]　刘立刚，陈刚，武勇进. 美容外科常见并发症诊治图谱[M]. 沈阳：辽宁科学技术出版社，2004.

[8]　鲁开化. 常用美容手术及并发症修复[M]. 上海：第二军医大学出版社，2005.

[9]   曹政，岳嵩. 整形时间美容外科常用术式图解[M]. 沈阳：辽宁科学技术出版社，2020.

[10]   张波，杨川. 常用乳房整形美容手术[M]. 上海：上海交通大学出版社，2013.

[11]   李尚善，栾杰. 对假体隆乳术后包膜挛缩的最新认识[J]. 中国美容整形外科杂志，2014，25
       （2）：65-67.

[12]   祝葆华，王永祥，杨伟杰. 假体隆乳术后Ⅲ、Ⅳ级包膜挛缩的综合处理[J]. 中国美容医学，2017，
       26（10）：29-32.

[13]   潘小欢，伍艳群，胡文辉. 假体隆乳术后乳房按摩预防Ⅲ/Ⅳ包膜挛缩的回顾性研究[J]. 中国美容医
       学，2018，27（4）：1-3.

[14]   黎宁，李峰，陈彦伟. 曲安奈德联合维生素E预防硅凝胶假体植入后纤维包膜再挛缩[J]. 中国组织工
       程研究与临床康复，2009，13（38）：7523-7527.

[15]   姜南，郝媛媛，申丽. 硅凝胶乳房假体破裂渗漏的诊断与治疗[J]. 中华医学美学美容杂志，2009，
       15（4）：229-231.

[16]   冷冰，王玉新，郭澍. 治疗硅凝胶假体破裂的十年临床经验总结[J]. 中国美容整形外科杂志，
       2017，28（11）：648-650.

[17]   徐春燕，李淑芬，王卫平. 高频彩色多普勒超声对乳腺假体破裂的诊断[J]. 医学影像，2008，5
       （13）：77-78.

[18]   仇树林，胡国栋，李兵，等. 假体隆乳术后并发症与乳房下皱襞的解剖关系[J].中国美容医学，
       2006（02）：137-138.

[19]   许雅娟，陈育哲，董小龙，等. 假体位置调整技术在治疗隆乳术后假体异位的应用[J].中国美容医
       学，2016，25（11）：24-26.

[20]   刘荣清，余志宏，张秀平，等. 隆乳术后乳房形态不佳的处理[J].中国美容医学，2005（03）：
       292-293.

[21]   李巍，穆兰花，栾杰. 改良"箭头"皮瓣法乳头乳晕再造术[J]. 中华整形外科杂志，2008，24
       （1）：23-25.

[22]   辛敏强，栾杰，穆蘭. 箭式皮瓣法乳头再造术[J]. 中国美容整形外科杂志，2011，22（12）：
       716-719.

[23]   谭羽莹，张舵，金洪娟. 乳房缩小整形术术式比较及乳头、乳晕坏死原因分析[J]. 中国美容整形外科
       杂志，2010，21（11）：678-680.

[24]   陶凯. 以史为鉴看乳头再造[J]. 中国美容整形外科杂志，2011，22（12）：705-708.

[25]   张黎明，吴小蔚. 乳头乳晕再造术的研究进展[J]. 中国美容整形外科杂志，2017，28（7）：404-
       405.

[26]   李巍，杨秀英，孔令娟. 自体肋软骨在乳头乳晕再造中的应用体会[J]. 中国美容整形外科杂志，
       2011，22（12）：720-722.

■ **私密部**

[1]   MICHAEL P.GOODMAN. 女性生殖器整形美容[M]. 陈敏亮，译. 北京：北京大学医学出版社，
       2019.

[2] PHILIP H.ZEPLIN. 私密部整形美容外科学[M]. 王明刚，赵卫东，译. 北京：中国科学技术出版社，2020.

[3] CHRISTINE A.HAMORI，PAUL E.BANWELL. 女性外阴整形术[M]. 黄金龙，陈晓东，译. 上海：上海科学技术出版社，2019.

[4] 刘立刚，陈刚，武勇进. 美容外科常见并发症诊治图谱[M]. 沈阳：辽宁科学技术出版社，2004.

[5] 鲁开化. 常用美容手术及并发症修复[M]. 上海：第二军医大学出版社，2005.

[6] 曹政，岳嵩. 整形时间美容外科常用术式图解[M]. 沈阳：辽宁科学技术出版社，2020.

[7] 元铁. 女性生殖器整形学[M]. 王建六，罗新，译. 北京：人民卫生出版社，2016.

[8] 金海波，王萍，闫琨. 女性生殖器整形美容[M]. 沈阳：辽宁科学技术出版社，2020.

[9] 李勇. 阴囊双蒂皮瓣在修复阴茎皮肤缺损中的应用[J]. 齐齐哈尔医学院学报，2012，33（19）：2627.

■ 脂肪部

[1] 李京. 现代脂肪移植隆乳术与面部脂肪雕塑[M]. 北京：人民卫生出版社，2015.

[2] 李赴朝，丁芷林. 脂肪抽吸与脂肪移植术[M]. 上海：第二军医大学出版社，2004.

[3] 刘毅，郭树忠. 形体雕塑与脂肪移植外科学[M]. 杭州：浙江科学技术出版社，2012.

[4] 刘毅，栾杰. 自体脂肪移植新技术[M]. 北京：清华大学出版社，2017.

[5] 刘立刚，陈刚，武勇进. 美容外科常见并发症诊治图谱[M]. 沈阳：辽宁科学技术出版社，2004.

[6] 鲁开化. 常用美容手术及并发症修复[M]. 上海：第二军医大学出版社，2005.

[7] 曹政，岳嵩. 整形时间美容外科常用术式图解[M]. 沈阳：辽宁科学技术出版社，2020.

[8] 彭华、程泽能. 细胞色素P450-3A4相关的药物相互作用[J]. 中国临床药理学杂志，2001，17（5）：379-384.

[9] 李红峰. 局麻药利多卡因中毒的急救与护理体会[J]. 中国中西医结合急救杂志，2017，24（4）：437-438.

[10] 汤永喆，亓发芝. 脂肪抽吸术并发症防治的相关进展[J]. 中国美容整形外科杂志，2011，22（7）：436-438.

[11] 曹卫刚. 脂肪抽吸整形术及并发症治疗[J]. 组织过程与重建外科杂志，2007，3（2）：65-71.

[12] 彭丽. 脂肪抽吸腹壁整形术的临床进展[J]. 组织过程与重建外科杂志，2016，12（1）：56-59.

[13] Lesavoy M A，Fan K，Guenther D A，The inverted-v chevron umbilicoplasty for breast reconstruction and abdominoplasty[J].Aesthetic surgery journal，2012，32（1）：110-116.

[14] 程琳. 吸脂腹壁整形术[J]. 组织工程与重建外科杂志，2016，12（1）：31-33.

[15] 卢俊旭，薄其涛，王元博. 自体脂肪移植隆乳致双侧腋下及乳房多发结节伴油脂囊肿一例[J]. 中国美容整形外科杂志，2020，31（2）：81-85.